心房颤动患者卒中预防 100 问

主编　汤宝鹏　刘兴斌

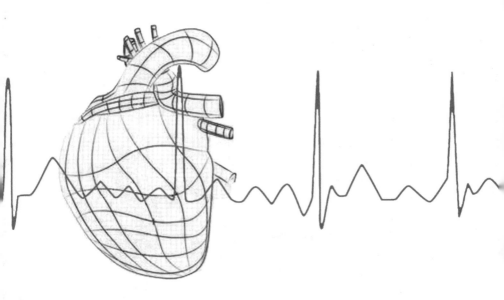

中华医学电子音像出版社
CHINESE MEDICAL MULTIMEDIA PRESS

北 京

U0370179

图书在版编目（CIP）数据

　　心房颤动患者卒中预防 100 问 / 汤宝鹏，刘兴斌主编. —北京：中华医学电子音像出版社，2021.5

　　ISBN 978-7-83005-326-0

　　Ⅰ . ①心… 　Ⅱ . ①汤… 　②刘… 　Ⅲ . ①心房纤颤—防治—问题解答

Ⅳ . ① R541.7-44

　　中国版本图书馆 CIP 数据核字（2021）第 063203 号

心房颤动患者卒中预防 100 问
XINFANG CHANDONG HUANZHE CUZHONG YUFANG 100 WEN

主　　编：汤宝鹏　刘兴斌
策划编辑：冯晓冬
责任编辑：宫宇婷
校　　对：龚利霞
责任印刷：李振坤
出版发行：中华医学电子音像出版社
通信地址：北京市西城区东河沿街 69 号中华医学会 610 室
邮　　编：100052
E - mail：cma-cmc@cma.org.cn
购书热线：010-51322677
经　　销：新华书店
印　　刷：廊坊市祥丰印刷有限公司
开　　本：880 mm×1230 mm　1/32
印　　张：5.75
字　　数：150 千字
版　　次：2021 年 5 月第 1 版　　2021 年 5 月第 1 次印刷
定　　价：35.00 元

内 容 提 要

　　本书由多位临床经验丰富的心脑血管疾病专家对临床上心房颤动（简称房颤）患者卒中预防的常见问题进行梳理，选取临床医生最关心的问题，结合循证证据、国内外相关指南的建议及专家的临床经验，以问答的形式为其提供科学的解答，以提升一线医生对房颤患者卒中预防的管理能力。主要内容包括房颤的概述、房颤患者卒中风险评估、房颤抗凝治疗的基础、房颤合并冠心病的抗栓治疗、房颤合并急性脑血管意外的抗栓治疗、肝肾功能对口服抗凝药物的影响、房颤患者抗凝治疗的合理用药、房颤患者围术期的抗凝管理、房颤患者在口服抗凝药物期间的出血管理等。本书编写视角新颖，科学性、权威性、实用性强，适合相关医务人员阅读。

编委会

胡咏梅　成都市第二人民医院

俞　杉　贵州省人民医院

姜　馨　陕西省人民医院

夏云龙　大连医科大学附属第一医院

徐　伟　南京鼓楼医院

徐原宁　四川大学华西医院

殷跃辉　重庆医科大学附属第二医院

陶剑虹　四川省人民医院

黄　鹤　武汉大学人民医院

蒋晨阳　浙江大学医学院附属邵逸夫医院

韩建峰　西安交通大学第一附属医院

楚英杰　河南省人民医院

蔡　琳　成都市第三人民医院

廖德宁　上海长征医院

薛小临　西安交通大学第一附属医院

学术秘书　徐原宁　芦颜美

序

　　心房颤动（简称房颤）是一种常见的心律失常，发作时患者的心房率可达 350～600 次 / 分，且为无序搏动，由此可引发一系列并发症，其中最严重的是血栓栓塞事件。有研究提示，由房颤引发缺血性卒中的风险是无房颤患者的 4～5 倍，且一旦发生卒中，可致约 20% 的病死率及约 60% 的致残率。因此，加强对房颤引发的血栓栓塞事件的防治对改善房颤患者的生存状态和预后十分重要。

　　若能对房颤患者引发血栓栓塞的危险因素进行有效干预，如在对房颤患者行栓塞风险科学评估的基础上予以有效预防，则可以大大降低其发生栓塞性疾病的概率。有研究提示，规范的抗凝治疗和经皮左心耳封堵术均可有效降低缺血性卒中风险（达 80% 以上），后者还可降低出血风险。基于此，在房颤的全程科学管理中，对适应证人群行规范的抗凝治疗或经皮左心耳封堵术，已成为全程管理链中极其重要的策略。

　　要成功完成上述管理策略，尤其是规范的抗凝治疗，需要医生、护士、患者及相关人员均提升对规范管理的认知和执行力，同时高度关注管理质量。为达此目标，理论的升华、实践的优化及患者自我管理能力的提升是必备条件。

由汤宝鹏、刘兴斌教授主编的《心房颤动患者卒中预防 100 问》是一部理论联系实际、删繁就简、提纲挈领、通俗易懂、答疑解惑的科普著作，既可用于提升医务人员防治疾病的质量，也可用于提升患者认知疾病和进行自我管理的质量，是一部不可多得的读本，相信其一定会深受广大读者的喜爱。

应邀为本书作序，感呈为我提供了一次先睹为快、再次升华对相关问题认识的机会。捧读之余，我为作者提炼相关学术信息的高超技术、将深奥的理论再构成通俗易懂读本的深厚文字功底所折服，同时字里行间跳跃出的崇高职业精神和对广大患者深情牵挂的仁心仁爱亦令我折服。基于此，我乐于将本书推荐给广大读者。

是为序。

黄从新

2021 年 1 月 12 日于两湖书院

心房颤动患者卒中预防 100 问

前　言

　　心房颤动（简称房颤）是临床最常见的心律失常之一。2021年最新的流行病学调查数据表明，中国成人（年龄≥45岁）的房颤标化发病率约为2%，且发病率随年龄的增长而增长，在年龄75岁以上的人群中可达5%。随着人口老龄化的加剧，中国同全球其他国家一样，房颤的发病率将继续升高。房颤可导致一系列并发症，其中最严重的是血栓栓塞事件（卒中和体循环栓塞）。有研究表明，房颤所致缺血性卒中的风险是无房颤患者的4～5倍，且一旦发生卒中，可致约20%的病死率及约60%的致残率，给患者及其家庭和社会带来沉重的负担。房颤患者需要综合管理，《2020欧洲心脏病学会（ESC）/欧洲心胸外科协会（EACTS）房颤的诊断与管理指南》提出了更加简洁的ABC管理路径，包括A（抗凝/避免卒中）、B（更好的症状管理）、C（心血管合并症及危险因素管理）。其中，抗凝/避免卒中是房颤治疗策略中最重要的环节。在血栓栓塞风险较高的房颤患者中，抗凝治疗可以明显减少血栓栓塞事件的发生，并改善患者的预后。既往多项随机对照研究提示，华法林抗凝治疗与安慰剂相比，可以显著减少卒中风险达62%，减少总病死率达26%。直接口服抗凝药物（DOAC）具有使用方便、无须常规监测凝血指标、与药物及食物的相互作用少等优点。多项国际大型多中心随机对照研究证实，DOAC 预防卒中的疗效优于或不劣于华法林，且显著降低颅内出血风险，安全性更好。因此，近期国内外相关指南均推荐具有抗凝指征的房颤患者优先选择 DOAC 预防卒中（除外二尖瓣中重度狭窄和机械瓣置换术后 2 种情况）。此外，近年的研究发现，左心耳封堵术预防卒中的效果不劣于抗凝治疗，提示存在长期抗凝禁忌或不耐受长期抗凝的患者可以考虑行左心耳封堵术预防卒中。目前，我国房颤患者的抗凝治疗率虽有所提高，但仍存在抗凝不规范、有效抗凝率低（如华法林达标率低）、不同地区及不同级别医院抗凝治疗率差异大、药物依从性差、出血风险管理差等问题，亟须进一步改善。

为进一步提升广大基层医生对房颤的认知和重视，并制定规范的卒中预防策略，强化抗凝意识，正确处理复杂情况下的抗凝相关问题，在中国房颤中心、国家卫生健康委员会脑卒中防治专家委员会房颤卒中防治专业委员会、中华医学会心电生理和起搏分会、中国医师协会心律学专业委员会领导及专家的倡议和指导下，由多位临床经验丰富的心脑血管疾病专家执笔编写了本书。通过对临床常见问题的调查和梳理，选取了医生最关注的 100 个问题，结合循证证据、国内外相关指南的建议及专家的临床经验，以问答的形式为读者提供科学的解答。本书尽量做到科学与实用、普及与提高兼顾，期待对医生的临床工作有所帮助，以提升一线医生对房颤患者卒中预防的管理能力。

房颤患者的卒中预防仍有许多未解决的临床问题，有关研究也仍在继续，循证证据也将不断更新。读者在参考本书时，应关注不断公布的临床研究结果及国内外相关指南的更新，以及药物使用说明书的变化。本书的编写力求全面、科学、严谨、实用，但仍可能存在不足甚至错误之处，敬请各位读者批评指正！

　　　　　　　　　　　　　　　　汤宝鹏　刘兴斌

　　　　　　　　　　　　　　　　2021 年 4 月 21 日

目　录

心房颤动患者卒中预防 100 问

第 1 章　房颤的概述

1 ｜ 房颤的病因和危险因素是什么?

　　引起心房颤动（atrial fibrillation，AF；简称房颤）的病因很多。房颤可以是心脏疾病或全身性疾病的临床表现。高血压、冠状动脉粥样硬化性心脏病（以下简称冠心病）、心肌疾病、风湿性心脏瓣膜病（以下简称风心病）、甲状腺功能亢进症、肺源性心脏病、先天性心脏病（如房间隔缺损）等诸多疾病均可以引起房颤。房颤的发病机制包括电生理机制和病理生理学机制。电生理机制主要包括触发机制和维持机制。病理生理学机制主要包括心房重构、自主神经系统的作用及遗传学基础等，虽有部分共识，但仍需深化研究。房颤在不同患者中病因不同，相关学者需要在不同人群中进一步研究房颤的主要病因和电生理机制。

　　有研究显示，多个危险因素与房颤发作、相关并发症发生及导管消融术后复发风险增加相关。其中，包括可干预的临床危险因素和不可干预的临床危险因素。可干预的临床危险因素有高血压、糖尿病、心肌梗死、心脏瓣膜病、慢性阻塞性肺疾病、慢性肾病、超重、耐力运动、睡眠呼吸暂停、甲状腺功能异常、吸烟及饮酒等。不可干预的临床危险因素有年龄、性别、家族史、种族、身高、基因及一些实验室检查指标（如左心室肥厚、左心房增大、左心室短轴缩短率降低、C反应蛋白、血浆脑钠肽等）。

2 | 房颤的危害有哪些？

（1）卒中和血栓栓塞：房颤可增加缺血性卒中和体循环动脉栓塞的风险，房颤患者发生缺血性卒中的风险是非房颤患者的4～5倍，且将导致约20%的病死率及约60%的致残率。体循环栓塞的常见发病部位依次为下肢、肠系膜、内脏、上肢。

（2）心力衰竭：心力衰竭和房颤常同时存在，且形成恶性循环，两者有相同的危险因素，如高血压、糖尿病及心脏瓣膜病等。房颤使心力衰竭的患病率增加3倍且加重心力衰竭的症状。心力衰竭是房颤的危险因素，严重的心力衰竭也会增快房颤的心室率。

（3）心肌梗死：房颤患者发生心肌梗死的风险比非房颤患者增加2倍。

（4）认知功能下降和痴呆：房颤可增加认知功能下降、阿尔茨海默病（老年性痴呆）、血管性痴呆的风险，对认知的影响主要表现在学习能力下降、记忆力减退、执行力和注意力降低等方面。

（5）肾功能损伤：肾功能不全是房颤的危险因素，且房颤患者发生肾功能不全的风险也增加。一项基于房颤保险受益人的资料分析提示，超过30%的房颤患者合并慢性肾病。

（6）全因死亡：每周>6 h的房颤发作（尤其是进展到每周发作>24 h时）与增加全因死亡相关。

3 | 中国房颤患者发生栓塞的风险是否较欧美国家的房颤患者更低？

有研究发现，无论是否接受抗凝治疗，亚洲国家的房颤患者均较欧美国家的房颤患者更易发生缺血性卒中。一项研究显示，美国未接受抗凝治疗的房颤患者的缺血性卒中年发生率约为2.1%。另一项来自中国台湾医保数据库包括186 570例患者的研究显示，未接受抗凝治疗的房颤患者的缺血性卒中年发生率约为3.7%。

直接口服抗凝药物（direct oral anticoagulant，DOAC）相关的几项Ⅲ期临床研究都得到了相似的结果，即亚洲房颤患者即使接受规范的抗凝治疗，缺血性卒中的发生率也高于非亚洲房颤患者。例如，在RE-LY研究中，亚洲房颤患者各治疗组发生缺血性卒中的风险均高于非亚洲房颤患者。在不同的抗凝方案下，2组（亚洲亚组 vs. 非亚洲亚组）的缺血性卒中发生率分别是：

达比加群 110 mg 组 2.05%/ 年 *vs.* 1.14%/ 年，达比加群 150 mg
组 1.12%/ 年 *vs.* 0.81%/ 年，华法林组 2.02%/ 年 *vs.* 0.98%/ 年。
在 ROCKET-AF 研究中，尽管东亚亚组的平均 CHA$_2$DS$_2$-VASc
评分［对房颤患者进行卒中危险度的评分：C 表示心力衰竭，计
1 分；H 表示高血压，计 1 分；A$_2$ 表示年龄≥75 岁，计 2 分；D
表示糖尿病，计 1 分；S$_2$ 表示血栓栓塞、卒中、短暂性脑缺血发
作，计 2 分；V 表示血管疾病（如心肌梗死、外周动脉疾病、主
动脉斑块），计 1 分；A 表示年龄在 65～74 岁，计 1 分；Sc 表
示性别分类，女性计 1 分］比非东亚亚组更低（4.4 *vs.* 4.9），但
东亚亚组却具有更高的缺血性卒中风险（利伐沙班组 2.12%/ 年
vs. 1.59%/ 年，华法林组 2.24%/ 年 *vs.* 1.6%/ 年）。ARISTOTLE
研究和 ENGAGE AF 研究也有相似的发现。上述研究提示，亚洲
包括中国的房颤患者，其发生血栓栓塞的风险不低于甚至高于欧
美国家的房颤患者，中国的房颤患者也必须遵循相关指南积极进
行抗凝治疗以预防卒中。

4 | 房颤的主要分类有哪些？

近年来，随着研究的不断深入，按照房颤发作的临床表现、
发作的持续时间和房颤能否自发终止等进行分类在业内已达成共
识。该分类方法有助于指导房颤的临床管理，一般分为初诊房

颤（first diagnosed AF）、阵发性房颤（paroxysmal AF）、持续性房颤（persistent AF）、长程持续性房颤（long-standing persistent AF）及永久性房颤（permanent AF）5 类，各类房颤的定义见表 1-1。

表 1-1　房颤的分类

分类	定义
初诊房颤	初次发现的临床房颤，是否能自行终止或转复尚不清楚
阵发性房颤	发作后 7 d 内自行或干预（药物或心脏电复律）终止的房颤
持续性房颤	持续时间超过 7 d 的房颤，包括持续 7 d 以上经过药物或心脏电复律转复的房颤
长程持续性房颤	持续时间超过 1 年且准备接受节律控制策略治疗的房颤
永久性房颤	持续时间超过 1 年，且医生和患者共同决定不采取节律治疗的一种类型，反映了患者和医生对房颤治疗的态度。如果医生和患者重新考虑节律控制策略，则应该被重新归为长程持续性房颤

5 | 什么是 1 型房颤和 2 型房颤？如何理解和看待"非瓣膜性房颤"和"瓣膜性房颤"？

目前，多种 DOAC 相继被批准用于非瓣膜性房颤患者的卒中预防，故临床需要界定"非瓣膜性房颤"和"瓣膜性房颤"，以决定医生是否推荐患者使用 DOAC。2019 年，美国心脏协会（AHA）、美国心脏病学会（ACC）、美国心律学会（HRS）发布《2019 AHA/ACC/HRS 房颤患者管理指南》，强调"非瓣膜性房颤"并不意味着患者就不存在瓣膜病，只是不存在中重度二尖瓣狭窄（有外科干预的可能性）及机械瓣置换术后的房颤，其余情况均归于非瓣膜性房颤的范畴，包括合并轻度二尖瓣狭窄、二尖瓣成形或生物瓣置换术后的房颤等。《2020 欧洲心脏病学会（ESC）/欧洲心胸外科协会（EACTS）：房颤的诊断与管理指南》的态度则是，弱化"瓣膜性房颤"和"非瓣膜性房颤"的说法，建议直接明确患者是否为中重度二尖瓣狭窄或机械瓣置换术后，这样不容易混淆概念。但现阶段的文献报道、临床诊断及DOAC 在说明书中所用的描述大多数还是"非瓣膜性房颤"，故临床暂时还不会完全摒弃"非瓣膜性房颤"的说法。

此外，《2017 欧洲心律协会（EHRA）/欧洲心脏病学会（ESC）心脏瓣膜病相关性房颤的抗栓治疗共识》根据 DOAC的适用范围，将只适用于维生素 K 拮抗剂（VKA）治疗的瓣膜性心脏病合并房颤定义为"EHRA 1 型瓣膜病"，包括风湿性二尖瓣中重度狭窄和机械瓣置换术后的房颤患者；而"EHRA 2 型瓣膜病"是指有证据支持 DOAC 作为房颤患者卒中预防用药不劣于华法林的所有瓣膜性心脏病情况，包括几乎所有其他的自体瓣膜狭窄和瓣膜关闭不全，以及二尖瓣修复、经皮主动脉瓣膜植入术（transcatheter aortic valve implantation，TAVI）后的患者。该共识认为，以上定义的"EHRA 2 型瓣膜病"可以选择使用华法林或 DOAC。但这一分型的理念未能广泛推广，加上后来美国和欧洲关于房颤的指南均建议废除"瓣膜性房颤"和"非瓣膜性房颤"的说法，而建议将二尖瓣中重度狭窄和机械瓣置换术后的房颤作为 2 种特殊情况对待。

《2018 欧洲心律协会（EHRA）房颤患者应用非维生素 K 拮抗口服抗凝药物实践指导》建议生物瓣置换术后超过 3 个月患者可以使用 DOAC。2020 年，RIVER 研究评估了利伐沙班（20 mg，每天 1 次）用于生物二尖瓣合并房颤患者的效果，结果提示，利伐沙班组在主要结局［全因死亡、卒中 / 短暂性脑缺血发作（transient ischemic attacks, TIA）、全身性栓塞、瓣膜血栓、心力衰竭住院及大出血的复合事件］上与标准抗凝药物华法林组相当，其结果进一步佐证了 DOAC 于生物瓣置换术后替代华法林的可行性。

6 | 房颤目前的检测手段有哪些？穿戴式医疗监测设备的易用性如何？

房颤目前的检测手段有体格检查、常规心电图检查、动态心电图检查、心脏植入器械［包括心脏起搏器、埋藏式心脏复律除颤器（implantable cardiovertor–defibrillater, ICD）及心电事件记录仪］及心脏电生理检查。近年来，新的检测手段不断涌现，如穿戴式医疗监测设备、带有心电监测功能的智能手机和手表及电子血压计等均可用于识别房颤，且可帮助提高无症状房颤患者的检出率。

目前，人们对穿戴式医疗监测设备的关注度越来越高，对相关移动监测技术的要求也越来越高。穿戴式医疗监测设备可实现的功能主要依赖于传感器，部分穿戴式医疗监测设备可利用光学传感器测量腕部的血液流动情况而测定脉搏，并监测心律，易用性较强。最近发表的丹麦 LOOP 研究的结果显示，590 例有卒中危险因素但无房颤病史的患者在接受循环记录仪植入后 3 年内，35% 被检测出房颤。房颤的检出率随着筛查时长、分散度及次数的增加而增加。2019 年发表的 APPLE–HEART 研究使用智能手表筛查房颤，该研究显示，首次脉律不齐者的房颤检出阳性预测值为 84%，有不规整血流速度图者的房颤检出阳性预测值为 71%，但部分穿戴式医疗监测设备存在准确度不够高等问题，需搭载更先进的移动传感技术以提高数据监测的广度和准确度，准确而有效的数据能够帮助医生进行医疗决策。

虽然诊断工具的进步有助于提升房颤的筛查率，但《2020 ESC/EACTS 房颤的诊断与管理指南》同时提出广泛的筛查对社会生活有潜在的不利影响，如异常结果造成受试者出现不必要的焦虑、可能导致过度诊断或治疗、心电图的其他异常提示可能会延伸到侵入性检查（实际没有必要）等，故建议房颤患者的机会性筛查（脉诊或快速心电图）仅针对年龄≥65 岁的人群。

7 | 房颤的治疗目标和治疗措施有哪些？

《2020 ESC/EACTS 房颤的诊断与管理指南》提出了 "CC–

TO-ABC"的房颤综合管理路径，其中"CC"为房颤的诊断，是指使用心电图确诊（confirm）房颤和结构化（characterise）评估房颤患者4个方面的特征（卒中风险、症状严重程度、房颤负荷、基质病变程度）。而ABC（atrial fibrillation better care）是指治疗，代表了最新指南对房颤患者综合治疗的简单流程化推荐。

ABC中的A是指抗凝和卒中预防（anticoagulation/avoid stroke），包括：①识别低风险患者，CHA_2DS_2-VASc评分示男性0分、女性1分；低风险以外的患者默认需要抗凝治疗。②若CHA_2DS_2-VASc评分示男性≥1分、女性≥2分，则应进行卒中预防，同时动态评估出血风险，积极管理可纠正的出血危险因素。③选择口服抗凝药物（OAC）[DOAC或治疗窗内时间（time in therapeutia range，TTR）控制良好的维生素K拮抗剂]，在没有DOAC禁忌证的情况下，优先推荐DOAC（优于华法林）。

ABC中的B是指更好的症状管理（better symptom management），包括：①评估症状、生活质量（quality of life，QoL）和患者偏好；②优化心室率的控制；③考虑一种节律控制策略（复律、抗心律失常药物治疗、导管消融）。B的目的是缓解症状、改善生活质量，也提示患者是否需要进行节律治疗和严格控制心室率，均主要依据患者的症状及意愿。

ABC中的C是指优化合并症和心血管疾病危险因素的管理（comorbidities/cardiovascular risk factor management），包括：①识别合并症和心血管疾病的危险因素（如高血压、心力衰竭、冠心病、糖尿病及睡眠呼吸暂停等），并进行优化管理；②改善生活方式（如减重、规律锻炼、减少饮酒等）。C 代表房颤患者的综合管理，对于改善患者的预后非常重要，也对节律治疗是否能够取得成功和减少复发率非常重要。

8 阵发性、持续性、长程持续性或永久性房颤患者的卒中风险一样吗？抗凝治疗策略有差别吗？

有研究显示，房颤负荷与卒中风险有关，高负荷组发生卒中的风险更高。目前，大多数研究是以阵发性、持续性、长程持续性及永久性等房颤类型来描述负荷的。有研究显示，持续性房颤较阵发性房颤更易增加卒中风险和全因死亡风险。但除了评估房颤发作的持续时间外，还需要考虑合并的心血管疾病危险因素。房颤患者发生缺血性卒中的风险与其临床特征也密切相关。根据临床特征对房颤患者进行卒中 / 栓塞危险分层是选择合理抗凝治疗策略的基础。针对不同类型房颤的卒中 / 栓塞预防，目前相关指南推荐采取一致的治疗原则，即推荐均使用 CHA_2DS_2-VASc 评分来评估卒中 / 栓塞风险，并制定抗凝治疗策略。也就是说，虽然持续性房颤、长程持续性房颤或永久性房颤的血栓栓塞风险可能确实高于阵发性房颤，但最后决定是否进行抗凝治疗的标准仍是 CHA_2DS_2-VASc 评分（如果是风心病二尖瓣中重度狭窄或机械瓣置换术后合并房颤的情况，无须进行 CHA_2DS_2-VASc 评分，可直接启动抗凝治疗），且抗凝治疗的强度并无差异性推荐。

9 | 房颤患者的卒中一级预防和二级预防有何不同？

房颤是缺血性卒中的独立危险因素。对于诊断明确的房颤患者，且既往无缺血性卒中病史，视为房颤患者的卒中一级预防，可完善血栓栓塞的风险评分，若 $CHA_2DS_2-VASc \geq 2$ 分（男性）或 3 分（女性），应该使用 OAC；若 $CHA_2DS_2-VASc \geq 1$ 分（男性）或 2 分（女性），建议使用 OAC，优先选择 DOAC，并动态评估出血风险。对于不适合长期使用 OAC 的患者，可选择左心耳封堵术，也是预防心源性卒中 / 栓塞的策略之一。对于风心病二尖瓣中重度狭窄或机械瓣置换术后合并房颤的患者，仅推荐使用华法林进行治疗。

对于有缺血性卒中病史的房颤患者，即使不能明确区分是心源性卒中还是非心源性卒中，或既往缺血性卒中可能是动脉粥样硬化、动脉 - 动脉栓塞等其他原因导致的，也一并视为房颤患者的卒中二级预防，应该启动抗凝治疗。若房颤相关的缺血性卒中是发生在规范抗凝治疗的基础上，则可换用其他 OAC 继续治疗，或选择左心耳封堵术。

10 | 瓣膜性房颤和非瓣膜性房颤的抗凝治疗有何不同？

目前，国内外关于房颤的指南均建议：对于瓣膜性房颤患者（中重度二尖瓣狭窄或机械瓣置换术后的患者），常规推荐使用维生素 K 拮抗剂华法林抗凝，不需要进行 CHA_2DS_2-VASc 评分，维持国际标准化比值（international normalized ratio, INR）在 2.0～3.0 或更高（Ⅰ类推荐，证据级别 B）。因无临床证据支持，暂不建议将 DOAC 用于二尖瓣中重度狭窄。而房颤患者在金属瓣置换术后，有研究发现，达比加群的效果不如华法林，其他DOAC 没有直接的研究证据，故仅推荐使用华法林抗凝。对于非瓣膜性房颤患者（除外二尖瓣中重度狭窄和金属瓣置换术后 2 种情况的其他房颤患者），建议使用 CHA_2DS_2-VASc 评分来评估卒中 / 栓塞风险。该类患者可以选择华法林，优先推荐 DOAC。如果该类患者选择华法林，应维持 INR 在 2.0～3.0，TTR＞70%（中国相关指南要求＞65%）。

11 | 复律和节律控制能否有效改善房颤患者的预后？

    节律控制是指房颤患者尝试恢复并维持窦性心律，即在适当抗凝和心室率控制的基础上进行包括心脏电复律、抗心律失常药物治疗和（或）射频消融治疗，以恢复和维持窦性心律。窦性心律是人类的正常心律，理论上，房颤患者采取节律控制可恢复房室顺序、改善预后。但是，目前所有比较抗心律失常药物进行节律控制和心室率控制的临床研究均未发现两者在主要心血管事件（卒中/栓塞、住院、心力衰竭）和死亡率上存在差别。影响死亡率的多因素分析显示，维持窦性心律是降低死亡率的保护性因素，抗心律失常药物是增加死亡率的因素。据此推断，节律控制的获益可能被抗心律失常药物的不良反应所抵消。这些研究主要是基于抗心律失常药物控制节律的研究。导管射频消融维持窦性心律的作用优于抗心律失常药物，能改善房颤患者的生活质量，降低房颤的复发风险，改善房颤合并心力衰竭患者的心脏功能，但导管射频消融较药物治疗能否真正改善房颤患者的远期预后尚存在争议。

    CASTLE-AF 研究纳入了 363 例房颤伴充血性心力衰竭的患者（左心室射血分数≤35%，已植入心律转复除颤器/心脏再同步化治疗除颤器），平均随访37.8个月，结果发现，与药物治疗相比，导管射频消融组发生主要终点事件（全因死亡或心力衰竭再住院）的风险降低38%，提示对于部分筛选的房颤患者（如合并心力衰竭），导管射频消融治疗也许能改善其远期预后。《2019 AHA/ACC/HRS 房颤患者管理指南》指出，对于射血分数降低的心力衰竭且有症状的房颤患者，使用导管射频消融治疗以降低死亡率、减少心力衰竭住院可能是合理的。

CABANA 研究是一项评估导管射频消融与抗心律失常药物对房颤患者的死亡率、卒中风险、生活质量及医疗成本等远期影响的开放随机试验。该研究共纳入 2204 例阵发性或持续性房颤患者，平均随访 48 个月，结果发现，与药物治疗相比，导管射频消融并未显著降低主要终点事件和全因死亡率。

最近发表的 EAST-AFNET4 研究是一项国际、多中心、随机、开放试验，共纳入病程＜1 年的房颤患者 2789 例，分为 2 组，一组接受早期心律控制疗法（抗心律失常药物或房颤消融术），另一组接受常规治疗。该研究的目的是比较早期心律控制疗法与常规治疗对早期房颤患者心血管并发症的效果。结果显示，早期心律控制疗法较常规治疗可以减少心源性死亡、卒中、心力衰竭或急性冠脉综合征（acute coronary syndrome，ACS）所致入院组成的复合终点事件。提示，房颤患者确诊后早期进行节律控制、恢复及维持窦性心律，可以减少心血管并发症，且不会增加住院时间。

综上所述，节律控制可以改善房颤患者的症状和生活质量，对部分患者可能有改善预后的作用，是否积极选择节律控制策略取决于患者症状的严重程度、合并症、患者的个人意愿等多个因素，症状越严重，病程越短，房颤的复发高危因素越少，患者越可以积极选择抗心律失常药物或导管射频消融进行节律控制。

12 | 房颤患者常用的卒中 / 栓塞风险评估工具有哪些?

目前，房颤患者常用的卒中 / 栓塞风险评估工具有 CHADS$_2$ 评分和 CHA$_2$DS$_2$-VASc 评分。CHADS$_2$ 评分是根据患者是否有近期心力衰竭（C，计 1 分）、高血压（H，计 1 分）、年龄≥75 岁（A，计 1 分）、糖尿病（D，计 1 分）和血栓栓塞病史（S$_2$，卒中、TIA 或非中枢性血栓栓塞，计 2 分）确定房颤患者的卒中 / 栓塞危险分层。CHADS$_2$ 评分相对简单，缺点是对卒中低危患者的评估不够细致。CHA$_2$DS$_2$-VASc 评分是在 CHADS$_2$ 评分的基础上将年龄≥75 岁由 1 分改为 2 分，增加了血管疾病、年龄 65～74 岁和性别（女性）3 个危险因素，总分最高为 9 分。血管疾病是指心肌梗死、复合型主动脉斑块及外周动脉疾病。与 CHADS$_2$ 评分比较，CHA$_2$DS$_2$-VASc 评分对卒中低危患者具有较好的血栓栓塞预测价值。CHA$_2$DS$_2$-VASc 评分≥2 分的男性房颤患者或≥3分的女性房颤患者的血栓事件年发生率较高,抗凝治疗带来的临床净获益明显。对于合并风湿性二尖瓣中重度狭窄和机械瓣置换术后的房颤患者,不需要计算 CHA_2DS_2–VASc 评分,可直接启动抗凝治疗。

在抗凝治疗启动前及抗凝治疗进行的过程中,医生应定期对房颤患者抗凝治疗的出血风险进行评估,并纠正可以改善的高危出血因素,尽可能在显著降低卒中风险和总死亡率的同时不显著增加大出血风险。

13 | 房颤与卒中的关系是什么?

房颤最主要的危害是卒中,约 1/4 的卒中是由房颤导致的。一项回顾性研究分析了 1999—2014 年 3894 例被诊断为缺血性卒中或 TIA 的患者,结果发现,712 例为房颤相关卒中 /TIA。

有研究发现,与非房颤相关的卒中相比,房颤相关卒中的致残率、复发率及死亡率均更高。还有研究发现,不明原因卒中患者植入循环心电记录仪记录 6 个月后,房颤的比例高达 40%。据报道,在针对房颤的各种治疗措施中,仅抗凝治疗(维生素 K 拮抗剂或 DOAC)不仅显著降低卒中风险,且显著降低总死亡率。

14

対于 CHADS$_2$ 和 CHA$_2$DS$_2$-VASc 卒中风险评分，各字母分别对应哪些计分项目？国内目前通常更多采用哪个评分？

目前，对于卒中风险评估，国内外相关指南均推荐使用 CHA$_2$DS$_2$-VASc 评分，不再推荐 CHADS$_2$ 评分，因为 CHADS$_2$ 评分判断的中低危风险卒中患者的实际风险并不低，不少患者应该进行抗凝治疗，且抗凝治疗的获益远超风险。

一项丹麦国家队列研究（1997—2008 年）共纳入 22 945 例 CHADS$_2$ 评分为 1 分的非瓣膜性房颤患者，使用 CHA$_2$DS$_2$-VASc 评分再次评估，其中约 63% CHA$_2$DS$_2$-VASc 评分为 3 分或 4 分，年卒中/栓塞风险超过 5%，故认为 CHADS$_2$ 评分判断的低危患者可能并不低危。总体上，建议采用 CHA$_2$DS$_2$-VASc 评分。对于还没有使用过 CHADS$_2$ 评分的房颤患者，可以只了解和使用 CHA$_2$DS$_2$-VASc 评分。但以下情况可以考虑选择使用 CHADS$_2$ 评分，即抗血小板指征强烈的患者可使用 CHADS$_2$ 评分判断是否进行抗凝治疗，若患者年龄＜65 岁且 CHADS$_2$ 评分为 0 分，建议单独行抗血小板治疗。CHADS$_2$ 评分为 0～1 分时再使用 CHA$_2$DS$_2$-VASc 评分评估风险。

《2020 ESC/EACTS 房颤的诊断与管理指南》建议房颤患者常规使用抗凝治疗预防卒中，除非 CHA_2DS_2-VASc 评分判断患者为卒中低危风险。

表 2-1 至表 2-4 分别将 $CHADS_2$ 评分和 CHA_2DS_2-VASc 评分所对应的年卒中事件风险做了小结，方便医生查阅。

表 2-1 $CHADS_2$ 评分的描述

项目	描述	分值（分）
C	充血性心力衰竭	1
H	高血压	1
A	年龄≥75 岁	1
D	糖尿病	1
S_2	既往短暂性脑缺血发作、卒中、血栓栓塞	2

表 2-2 $CHADS_2$ 评分对应的年卒中事件风险

$CHADS_2$ 评分（分）	年卒中事件风险（%）
0	1.9
1	2.8
2	4.0
3	5.9
4	8.5
5	12.5
6	18.2

表 2-3 CHA_2DS_2-VASc 评分的描述

项目	描述	分值（分）
C	充血性心力衰竭：心力衰竭的症状 / 体征或左心室射血分数降低的客观证据，或肥厚型心肌病	1
H	高血压：≥2 次静息血压>140/90 mmHg 或正在接受抗高血压药物治疗	1
A_2	年龄≥75 岁	2
D	糖尿病：空腹血糖>125 mg/dl（7 mmol/L）或口服降糖药和（或）注射胰岛素	1
S_2	既往短暂性脑缺血发作、卒中、血栓栓塞	2
V	血管疾病：既往心肌梗死、经血管造影证实的冠心病、周围动脉疾病、主动脉斑块	1
A	年龄处于 65～74 岁	1
Sc	性别为女性	1

表 2-4　CHA$_2$DS$_2$-VASc 评分对应的年卒中事件风险

CHA$_2$DS$_2$-VASc 评分（分）	年卒中事件风险（%）
0	0
1	1.2
2	2.2
3	3.3
4	4.0
5	6.7
6	9.8
7	9.6
8	12.5
9	15.2

15 CHA$_2$DS$_2$-VASc 卒中风险评分为何将"女性"单独计 1 分？

在其他指标相同的情况下，女性患卒中的风险比男性高约 30%，女性单独计 1 分可以更好地预测卒中风险。但若没有其他高危指标，单独女性一项不作为抗凝治疗的依据。因此，有专家建议去掉单独女性这 1 分，使用 CHA$_2$DS$_2$-VA 评分更方便临床决策，0 分不进行抗凝治疗（Ⅲ类指征），1 分进行抗凝治疗（Ⅱa类指征），≥2 分积极考虑抗凝治疗（Ⅰ类指征）。但目前各权威指南仍继续推荐保留单独女性这一项，使用 CHA$_2$DS$_2$-VASc 评分来评估卒中风险及指导抗凝治疗的决策。

CHA$_2$DS$_2$-VASc 评分在 CHADS$_2$ 评分的基础上区分了性别

对栓塞风险的影响，是因为有若干研究提示性别因素影响房颤患者的卒中风险。例如，一项研究纳入 4670 例 AVERROES 研究、ACTIVE-W 研究及 ACTIVE-A 研究中阿司匹林单药或阿司匹林联合氯吡格雷且 $CHADS_2$ 评分为 1 分的患者，其中 74% 再使用 CHA_2DS_2-VASc 评分且 >1 分。该研究发现，在 $CHADS_2$ 评分为 1 分且 CHA_2DS_2-VASc 评分为 1～4 分的患者中，女性是增加卒中和非中枢神经系统全身性栓塞风险的额外因素。另一项基于加拿大新诊断房颤住院患者的回顾性分析（1998—2007 年）纳入男性 39 398 例（47.2%）、女性 44 115 例（52.8%），结果发现，住院的女性（年龄≥75 岁）房颤患者在离院 30 d 内的卒中风险更高。还有若干研究共同提示了女性与卒中风险相关，但均不能完全除外其他风险因素的干扰，故女性这项计分是在合并其他风险因素的前提下使用的，当只有女性 1 个计分因素时可以不进行抗凝治疗。

16 | 房颤患者的颅脑 CT 结果提示腔隙性脑梗死，风险评估是否要计 2 分？

房颤患者的卒中风险评估工具 CHA_2DS_2-VASc 评分中 S 代表卒中或 TIA 或其他部位的体循环血栓栓塞，包括临床诊断的脑梗死和影像学诊断［如计算机体层成像（CT）］的脑梗死，但影像学诊断的腔隙性脑梗死或缺血灶需要经过神经科医生结合临床确认。

17 有动脉粥样硬化性卒中病史，风险评估是否要计 2 分？

推理上，患者若有动脉粥样硬化性卒中和房颤相关的心源性卒中病史，之后再发心源性卒中的风险程度不一样。但在房颤患者卒中风险评估的流行病学研究中，并没有区分卒中原因，且临床具体病例要明确鉴别脑血管动脉粥样硬化导致的卒中和房颤相关的卒中也有一定难度，再加上抗凝治疗也对动脉粥样硬化相关的血栓事件有较好的预防作用，同时高血压、糖尿病等卒中高危因素既是动脉粥样硬化性卒中的高危因素，也是房颤相关心源性卒中的高危因素，故房颤患者在进行卒中风险评估时，不需要鉴别卒中病史的类型，只要有卒中病史，就计 2 分。

18 $CHADS_2$ 评分和 CHA_2DS_2–VASc 评分容易犯错的地方有哪些？

C 代表心力衰竭、无症状性收缩功能下降，容易被人误认为仅包括收缩功能下降的心力衰竭，但其实应包括临床确诊的所有类型或所有病因的心力衰竭，无论患者目前的病情是否稳定、是否有症状。对于急性可逆性疾病导致的可逆性心力衰竭，如急性心肌炎、心律失常性心肌病，在心力衰竭治愈以后，不再计算这1分。若患者从来没有心力衰竭的临床表现，有左心室射血分数≤40%的情况也算。相当于《2017 ACC/AHA/HFSA心力衰竭的管理指南》［美国心力衰竭学会（Heart Failure society America，HFSA）］中C阶段和D阶段的所有患者，以及射血分数降低的B阶段患者。《2020 ESC/EACTS房颤的诊断与管理指南》对卒中风险评估进行了更新，C不仅包括心力衰竭、无症状收缩功能下降，还包括肥厚型心肌病。

H代表高血压，不仅包括没有控制好的高血压，还包括高血压病史、目前血压高、服用降压药物以后血压已经达标的情况。患者只要被诊断过高血压，无论是原发性还是继发性，无论轻度、中度、重度，无论是否降压达标，无论是否合并明显的靶器官损害，均应计1分。与所有其他指标一样，同样的1分，卒中风险可能差别较大，患者的病程越长、病情越重、靶器官的损害越明显、合并其他心血管疾病的危险因素越多，卒中风险越高。继发性高血压在病因祛除、血压控制达标且没有高血压相关的靶器官损害时，应不再计分。

S代表卒中或TIA或体循环血栓栓塞病史，除肺动脉以外的全身任何部位的动脉血栓栓塞都应该计分，可参考问题17。

V代表血管疾病，最开始定义为心肌梗死病史、主动脉斑块、外周动脉疾病，《2020 ESC/EACTS房颤的诊断与管理指南》将冠状动脉造影确诊的冠心病也包括在内。注意，血管疾病只计1分，不重复计分。

卒中风险评估还有一个比较重要的错误是初诊房颤，患者被评估为低危不需要抗凝治疗以后不再定期评估。其实，卒中风险是动态变化的，患者一定要定期评估，由低危变为中高危以后要及时启动抗凝治疗。

19 | 除了 CHADS$_2$ 和 CHA$_2$DS$_2$-VASc 卒中风险评分外，还有哪些评分工具？临床是否也在使用？

目前，临床常用的房颤患者卒中风险评分工具为 CHADS$_2$ 评分和 CHA$_2$DS$_2$-VASc 评分。CHADS$_2$ 评分简单实用，曾广泛使用。而 CHA$_2$DS$_2$-VASc 评分在 CHADS$_2$ 评分的基础上增加了年龄权重和血管疾病、女性等危险因素，因可更好地识别卒中风险为低危的房颤患者，近年已获欧美国家及我国相关指南的一致推荐（推荐级别 I 级，证据级别 A）和广泛使用。除了 CHADS$_2$ 评分和 CHA$_2$DS$_2$-VASc 评分外，ABC 和 ATRIA 等房颤患者卒中风险评分最近也在临床研究中获得验证。

ABC 评分是根据 ARISTOTLE 研究推导得出的。ARISTOTLE 研究是一项比较直接口服抗凝药物阿哌沙班与传统抗凝药物华法林预防房颤患者发生血栓栓塞效果的多中心、随机对照研究，共纳入 14 701 例房颤 / 心房扑动（以下简称房扑）患者，中期随访时间为 1.9 年。经 Cox 回归分析发现，年龄、N 末端 B 型脑钠肽（NT-proBNP）和高敏肌钙蛋白（hs-cTnI）等生物标志物及卒中或 TIA 等临床病史是与房颤患者的卒中风险相关性最强的预测因子。经系数模型算出以上预测因子的权重，就形成了 A（年龄）、B（生物标志物）、C（临床病史）评分（图 2-1）。

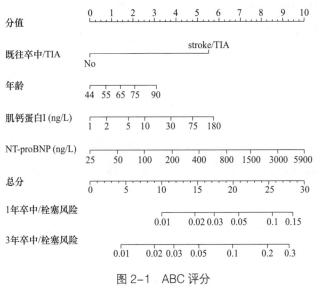

图 2-1　ABC 评分

注：引自 Ziad H, Johan L, John HA, et al. The ABC (age, biomarkers, clinical history) stroke risk score: a biomarker-based risk score for predicting stroke in atrial fibrillation. Eur Heart J, 2016, 37 (20): 1582-1590; TIA，短暂性脑缺血发作；NT-proBNP，N末端 B 型脑钠肽

进行 ABC 评分时，先要找到患者的年龄、生物标志物水平及临床病史等预测因子所对应的分值，再将各分值相加，填到总分栏，即可得到 1 年、3 年的卒中风险值。1 年卒中或血栓栓塞

风险<1% 为低危，1%～2% 为中危，＞2% 为高危。

　　ABC 评分的独到之处是不仅根据临床危险因素，还结合 hs-cTnI 与 NT-proBNP 等生物标志物来预测房颤患者的卒中风险。由于 hs-cTnI 可预测心肌的损伤程度，NT-proBNP 可反映细胞的氧化应激水平，故 ABC 评分的准确性和敏感性可能高于仅根据临床特征进行评估的 CHADS$_2$ 评分和 CHA$_2$DS$_2$-VASc 评分。但由于 ARISTOTLE 研究队列中的房颤患者均接受了抗凝治疗，而抗凝治疗必然会影响终点事件的发生率，进而影响相关风险评估的准确性，故 ABC 评分虽然被 2016 年欧洲相关指南所提及，但仍待临床研究进一步验证，目前尚未被临床采用。

　　ATRIA（anticoagulation and risk factors in atrial fibrillation）评分源于英国临床实践研究数据链接库。该数据库在 1998—2012 年共纳入 60 594 例新诊断且未使用过华法林的房颤患者，从诊断日起开始随访，直至出现缺血性卒中、启动华法林治疗、患者死亡或研究结束。所有患者入组时的平均年龄为 74.4 岁，伴有高血压、血管疾病或肾功能不全者分别占 54.6%、30.8% 和 28.0%。平均随访 2.1 年（125 296 例 / 年），共发生缺血性卒中事件 3751 次（年发生率为 2.99%）。统计发现，对于无卒中或 TIA 病史的房颤患者，年龄增长是最强的卒中风险预测因素；而在有卒中或 TIA 病史的房颤患者中，年龄的影响减弱。因此，ATRIA 研究将年龄进一步分层，并按是否有卒中病史进行加权。此外，ATRIA 研究还将女性、糖尿病、心力衰竭、高血压、蛋白尿、终末期肾病或估算肾小球滤过率（estimate

glomerular filtration rate,eGFR）<45 ml/（min・1.73 m^2）6
个房颤患者卒中风险预测因素纳入房颤患者卒中风险评估模
型（表2-5）。

表2-5　ATRIA评分

临床特征	评分
年龄	
≥85岁	无卒中病史计6分，有卒中病史计9分
75～84岁	无卒中病史计5分，有卒中病史计7分
65～74岁	无卒中病史计3分，有卒中病史计7分
<65岁	无卒中病史计0分，有卒中病史计8分
女性	1分
糖尿病	1分
充血性心力衰竭	1分
高血压	1分
蛋白尿	1分
eGFR<45 ml/（min・1.73 m^2）或终末期肾病	1分

　　ATRIA评分预测房颤患者发生卒中的准确性分别在推
导研究和独立的验证研究中得到证实，即与CHADS$_2$评分、
CHA$_2$DS$_2$-VASc评分相比，ATRIA评分对房颤患者卒中风险的
预测作用更强，可甄别更多（约46%）抗凝治疗无获益的低危
患者，从而减少卒中风险为低危的房颤患者过度使用抗凝治疗。
但由于ATRIA评分较复杂，而目前临床上抗凝治疗的应用处于
不足状态而非过度，故ATRIA评分尚未在临床上得到推广应用，
仅当CHA$_2$DS$_2$-VASc评分不确定时，ATRIA评分有助于进行进
一步的风险评估。

20

患房颤多年，未接受过任何抗凝治疗，也未发生过卒中和体循环栓塞事件，是否预示患者发生血栓栓塞的风险不高，可以不进行抗凝治疗？

　　未接受口服抗凝药物治疗的房颤患者多年未发生过任何血栓栓塞事件，并不意味着患者发生卒中 / 栓塞的风险低。目前，最有效的房颤患者预测卒中 / 栓塞风险的工具仍是 CHA_2DS_2-VASc 评分。根据既往报道，CHA_2DS_2-VASc 评分为 2～9 分的患者，年卒中 / 栓塞事件的发生率为 2%～15%。从概率上讲，患者不发生血栓栓塞事件是大概率，甚至是血栓栓塞风险高危的患者，也可能在数年内不发生卒中。但实际上，若患者的 1 年卒中风险高于 1.5%，就建议启用华法林治疗，高于 0.9% 就建议启用 DOAC。因此，医务人员需要正确看待房颤患者的卒中预防问题，再次强调发生率低不代表不发生、多年不发生不代表血栓栓塞的风险低，且随着患者年龄的增长，风险因素也会动态变化，卒中 / 栓塞风险一般都逐渐增加而不会降低，不能以侥幸心理去处理。

21 如果 CHA_2DS_2-VASc 评分中男性 1 分、女性 2 分，是否需要启动抗凝治疗？

对于这种情况，相关指南中为 II 类推荐，需要结合其他因素综合判断卒中风险，如高血压计 1 分，但如果高血压病程长、程度重，合并左心室肥厚、左心房扩大或合并睡眠呼吸暂停、高脂血症等其他危险因素，就应该积极进行抗凝治疗。同时评估出血风险，如果卒中风险处于抗凝治疗的临界值，但出血风险高，特别是暂不能纠正的出血高危因素，就可以选择暂时不进行抗凝治疗。原则上，大多数只有一个卒中高危因素的房颤患者应该选择抗凝治疗。如果医生决定暂时不给予抗凝治疗，应动态评估。如果医生决定给予抗凝治疗，建议与患者充分沟通，且优先选择 DOAC。因为与华法林相比较，DOAC 预防卒中的效果与其相似或更好，且能显著降低颅内出血及致命性出血的风险。

延伸阅读

一项基于健康保险数据库的回顾性分析纳入了 186 570 例 CHA_2DS_2-VASc 评分为 1 分（男性）或 2 分（女性）且未接受任何抗凝治疗的非瓣膜性房颤（NVAF）患者。平均随访 5.2 年，提示 CHA_2DS_2-VASc 评分为 1 分（男性）者的年缺血性卒中事件发生率为 2.75%，2 分（女性）者的年缺血性卒中事件发生率为

2.55%。同时，该分析横向比较了华法林在随机对照研究中报道的颅内出血事件发生率，为（1.10～2.46）%/年，较接近不抗凝患者的残余栓塞风险，预期净获益空间不大。而应用DOAC相关的随机对照研究报道的颅内出血年事件发生率均在0.7%以下，更容易取得净获益。因此，若CHA$_2$DS$_2$-VASc评分为1分（男性）或2分（女性）的房颤患者启动口服抗凝药物治疗，更倾向选择DOAC治疗。

22 | 无症状阵发性房颤患者怎样评估血栓栓塞风险和进行抗凝治疗？

无症状性房颤，又称为沉默性房颤，是指没有临床症状的房颤。无症状房颤对患者的危害与症状性房颤相似，故及时发现和诊断无症状性房颤非常重要。存在房颤危险因素（如高龄、高血压、糖尿病、心肌梗死、心力衰竭、缺血性卒中、心脏瓣膜病、超重、睡眠呼吸暂停综合征、慢性阻塞性肺疾病、甲状腺功能异常等）的患者应常规进行房颤筛查，可以通过多次心律听诊、心电图、动态心电图来发现是否为无症状阵发性房颤。

对于明确的无症状阵发性房颤患者，其卒中/栓塞风险评估与有症状房颤患者的评估方法一致。现有的研究和证据提示，房颤患者的卒中/栓塞风险与有无症状及症状的严重程度无相关性，但房颤的症状对于是否选择节律治疗或是否需要严格控制心室率有较大影响。

23 | 什么是亚临床房颤？亚临床房颤患者怎样评估血栓栓塞风险和制定抗凝治疗策略？

亚临床房颤（subclinical AF，SCAF）是由心脏植入器械（如心脏起搏器、埋藏式体内除颤器、心脏再同步治疗起搏器或循环心电记录仪等）或穿戴式医疗监测设备依据预设的检测标准，对记录的心房高频事件进行识别而检出的无症状房颤，经这些设备记录的心电图可确诊房颤，且患者既往无房颤病史、无心电图证据。需要注意的是，亚临床房颤不等于无症状房颤。在关于亚临床房颤的多项临床研究中，检测器械对该病的识别缺乏统一的标准。亚临床房颤的血栓栓塞风险与检出的心房高频事件持续时间的相关性存在较大差异。目前，经植入器械诊断的亚临床房颤患者的血栓栓塞风险所对应的心房高频事件的持续时间和频率的阈值尚不明确。

《2020 ESC/EACTS 房颤的诊断与管理指南》中针对亚临床房颤的抗凝建议为：①目前，缺乏足够的临床证据支持医生对亚临床房颤直接采用临床诊断房颤的抗凝治疗策略（依据 CHA_2DS_2-VASc 评分启动抗凝治疗），但对于特殊的亚临床房颤患者，如亚临床房颤诊断肯定（腔内心电图证实），持续 24 h 以上，且有较高的卒中/栓塞风险（如有卒中或血栓栓塞病史、年龄≥75 岁或 CHA_2DS_2-VASc 评分≥3 分，以及合并慢性肾病、左心房扩大且伴有超声检测的自发显影等），在平衡患者接受抗凝治疗净获益的前提下可启动抗凝治疗。②对于亚临床房颤负荷低、最长持续时间<24 h 的患者，何时启动抗凝治疗目前缺乏足够的临床证据，倾向于个体化管理。积极通过心电图、动态心电图确诊临床房颤对长期的风险管理有较大帮助。为了方便理解，图 2-2 引用了《2020 ESC/EACTS 房颤的诊断与管理指南》的解释。

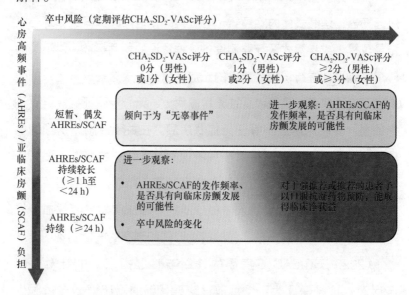

图 2-2　亚临床房颤患者抗凝治疗的评估

注：强推荐，如既往有卒中病史和（或）年龄≥75 岁，或 CHA_2SD_2-VASc 评分≥3 分，且合并非 CHA_2SD_2-VASc 评分的风险因素，如慢性肾病、血液生物标志物水平升高、左心房自发显影等；推荐，如既往有卒中病史和（或）年龄≥75 岁，或 CHA_2SD_2-VASc 评分≥3 分等

24 对于 HAS-BLED 出血风险评分，各字母分别对应哪些计分项目？常见的理解错误有哪些？

截至目前，针对 HAS-BLED 出血风险评分各字母的解释见表 2-6，尽管该评分在不同的房颤指南中被反复提及，但在实际使用中，医生对个别评分因素仍存在把握不准确的地方。

表 2-6　HAS-BLED 评分的临床特点、定义及评分标准

临床特点	定义	计分（分）
高血压（H）	收缩压>160 mmHg	1
肝肾功能异常（A）	慢性肝病（如肝硬化）或胆红素>2 倍正常上限，谷丙转氨酶>3 倍正常上限，1 分；肾功能异常定义为慢性透析或肾移植或血清肌酐≥200 μmol/L，1 分	1 或 2
卒中（S）	既往有缺血性卒中或出血性卒中病史	1
出血（B）	既往有出血史和（或）出血倾向	1
国际标准化比值（INR）易波动（L）	INR 不稳定，治疗窗内时间（TTR）<60%	1
老年（E）	年龄>65 岁或极度虚弱的患者	1
药物或嗜酒（各 1 分）（D）	药物指合并应用抗血小板药物或非甾体抗炎药	1 或 2
最高值		9

注：HAS-BLED 评分≤2 分为出血风险低，≥3 分为出血风险高

目前，临床对 HAS-BLED 评分的理解和应用存在以下问题和误区。

（1）HAS-BLED 评分高不应该成为口服抗凝药物的禁忌证，医生应更加密切地监测，纠正可以纠正的出血高危因素，并动态评估。医生更应选择 DOAC 治疗，同时注意药物剂量的调整。

（2）HAS-BLED 评分是动态变化的，某些风险因素是可以纠正的，如高血压、易波动的 INR、药物或嗜酒。高血压是指未良好控制的血压升高，而不是高血压疾病本身。

（3）肝肾功能异常有确切的定义，不是任意的肝功能和肾功能异常。

（4）INR 易波动不能凭感觉判断，具体指 TTR<60%，如患者连续监测 12 次 INR（每月 1 次）中有 6 次在治疗窗范围内，TTR 计算为 50%，视为 INR 易波动，计 1 分，应该优先选择 DOAC。

（5）药物特指合并应用抗血小板药物或非甾体抗炎药，但多数患者在使用抗凝药物时都可以考虑停用上述药物。

（6）嗜酒有特定的标准，即≥8 个饮酒量 / 周或>14 单位 / 周为嗜酒，量化后约为 550 ml/ 瓶的普通啤酒（4.8% 酒精浓度）约 6 瓶 / 周，或 52 度白酒 270 ml/ 周，或 750 ml 的红酒（11% 酒精浓度）1.7 瓶 / 周。

25 | 高血压在卒中风险评估和出血风险评估中有什么不同？

　　高血压在卒中风险评估中的标准为至少 2 次静息血压≥140/90 mmHg 或正在接受降压治疗，只要高血压诊断成立就计分。而在出血风险评估中，高血压定义为收缩压＞160 mmHg，治疗后患者仍存在收缩压＞160 mmHg 才计入评分，若患者治疗后血压＜160 mmHg 则不计入评分。积极控制高血压是最简单、有效的降低抗凝治疗出血风险的措施。

26 | 《2020 ESC/EACTS 房颤的诊断与管理指南》中提及的"可纠正的出血风险因素"和"潜在的、可纠正的出血风险因素"分别有哪些？临床应该更关注 HAS–BLED 评分的分值，还是上述出血风险因素？

　　《2020 ESC/EACTS 房颤的诊断与管理指南》将抗凝治疗的

出血风险因素分为可纠正和不可纠正2种，服用抗凝药物的房颤患者应进行出血风险因素评分，识别造成出血的可纠正风险因素。其中，可纠正的出血风险因素和潜在的、可纠正的出血风险因素见表2-7。

表2-7 可纠正的出血风险因素和潜在的、可纠正的出血风险因素

可纠正的出血风险因素	潜在的、可纠正的出血风险因素
高血压/收缩压升高	极度虚弱±跌倒风险大
合并抗血小板药或非甾体抗炎药用药	贫血
饮酒过量	血小板计数减少
口服抗凝药物的依从性差	肾功能受损［肌酐清除率（CrCl）<60 ml/min］
爱好/职业危险	维生素K拮抗剂管理策略（指增加INR的监测频次、患者教育/自我管理）
肝素桥接治疗	
国际标准化比值（INR）控制（目标2.0～3.0）及目标治疗窗内时间（TTR）>70%	
选择合适的口服抗凝药物及剂量	

对于HAS-BLED评分的应用，近年相关指南的态度基本一致，只要患者具备抗凝治疗的适应证仍应进行抗凝治疗，而不应将HAS-BLED评分增加视为抗凝治疗的禁忌证。因此，临床应更关注出血的风险因素而不是HAS-BLED评分的分值。对于HAS-BLED评分≥3分的患者，接受抗凝治疗的临床净获益可能更大，应注意筛查并纠正增加出血风险的可逆因素，并在开始抗凝治疗后加强监测。出血风险高不是不进行抗凝治疗的理由，除非患者有抗凝治疗的禁忌证，但医生需要密切监测，并选择出血风险较低的方案。

第3章 房颤抗凝治疗的基础

27 目前临床上房颤患者预防卒中的口服抗凝药物有哪些？

房颤患者预防卒中等血栓栓塞事件的抗凝药物主要有维生素K拮抗剂华法林、直接凝血酶抑制剂达比加群及Ⅹa因子抑制剂利伐沙班、阿哌沙班和艾多沙班。但截至目前，阿哌沙班在中国尚未获批用于房颤患者的卒中预防。

华法林是预防房颤患者发生卒中事件的经典抗凝药物，其在房颤的卒中一级预防和二级预防中的作用已得到多项临床研究肯定。虽然华法林的抗凝效果确切，但也存在一些局限性：①不同个体的有效剂量变异幅度较大；②有效治疗窗较窄，抗凝作用易受多种食物和药物影响，在用药过程中需要频繁监测凝血功能及INR。使用华法林进行抗凝治疗的疗效和安全性取决于抗凝治疗的强度和稳定性。临床研究证实，抗凝强度为INR 2.0～3.0时，华法林可有效预防卒中事件，且不明显增加出血风险；若INR<2.0，出血并发症减少，但预防卒中的作用显著减弱；当

INR>4.0 时，出血并发症显著增多，且进一步降低卒中事件的作用有限。应用华法林进行抗凝治疗的关键是保证 INR 在大多数时间维持在治疗窗内（INR 2.0～3.0），相关指南建议 TTR≥70%。

直接凝血酶抑制剂达比加群及 X a 因子抑制剂利伐沙班、阿哌沙班和艾多沙班等可特异性阻断凝血级联反应中的某一关键环节，在保证抗凝治疗效果的同时显著降低出血风险。这些药物具有稳定的剂量相关性抗凝作用，受食物和其他药物的影响小，应用过程中无须常规监测凝血功能，便于患者长期使用，为房颤患者血栓栓塞并发症的预防提供了安全有效的新选择。但对于中度以上二尖瓣狭窄及机械瓣置换术后的瓣膜性房颤患者，只推荐应用华法林进行抗凝治疗；其他瓣膜疾病患者合并房颤时，应根据 CHA_2DS_2-VASc 评分确定是否需要进行抗凝治疗，选择华法林、DOAC 均可，优先选择 DOAC。

28 | NOAC、DOAC 分别指什么？

NOAC 这一缩写有较多含义，以前被称为新型口服抗凝药物（novel oral anticoagulation），现在被称为非维生素 K 拮抗口服抗凝药物（non-vitamin K antagonist oral anticoagulants）。DOAC 这一缩写指直接口服抗凝药物（direct oral anticoagulants）。两者命名不同，但所指的药物相同，包括常用的 X a 因子抑制剂（阿哌沙班、艾多沙班、利伐沙班等）和直接凝血酶抑制剂（达比加群）。

针对多个术语和缩写可能导致同一定义使用混淆的局面，国际血栓与止血学会于 2014 年 9 月对北美洲和欧洲 7 个不同国家的 16 个血栓、止血、抗凝和血管医学学会，共 150 名受试者（主要是董事会成员）进行了一项基于网络的调查，并根据调查结果制定了使用 DOAC 的建议声明：建议使用"直接口服抗凝药物（DOAC）来指代直接抑制单一靶点并具有相似临床特性的口服抗凝药物（如达比加群、利伐沙班、阿哌沙班、艾多沙班）。虽然 DOAC 是更恰当的名称，但国内现阶段仍广泛使用 NOAC（非维生素 K 拮抗口服抗凝药物）。

29 | 当前房颤相关指南为什么均优先推荐 DOAC？

《心房颤动：目前的认识和治疗的建议（2018）》《2019 AHA/ACC/HRS 房颤患者管理指南》及《2020 ESC/EACTS 房颤的诊断与管理指南》均推荐非瓣膜性房颤患者预防卒中时优先应用 DOAC，这些推荐主要基于 DOAC 的药理学特点和多项大型随机对照研究的结果。

从药理学特点上看，DOAC 作用于单一靶点，特异性阻断凝血瀑布中的某一关键环节，起效快，具有稳定的剂量相关性抗凝作用，受食物和其他药物的影响小，出血风险低，应用过程中不需常规监测凝血功能，治疗的依从性和持续性通常高于华法林。

从循证证据上看，DOAC 的相关随机对照研究也证实了其有效性、安全性及临床获益。

RE-LY 研究提示，口服低剂量达比加群（110 mg，每天 2 次）预防房颤患者发生血栓栓塞事件的有效性与华法林相似，且可降低大出血的发生率，同时明显降低颅内出血的发生率。大剂量达比加群（150 mg，每天 2 次）与华法林相比，可以减少缺血性卒中的发生率，进一步降低系统性血栓栓塞事件的发生率，且大出血的发生率与华法林相近。

ROCKET-AF 研究发现，利伐沙班（20 mg，每天 1 次）在预防非瓣膜病房颤患者发生血栓栓塞事件方面的疗效不劣于甚至优于华法林，且安全性更好。

ARISTOTLE 研究发现，与调整剂量的华法林相比，阿哌沙班（5 mg，每天 2 次）能够更有效地降低卒中和体循环栓塞的发生率，且降低出血风险和全因死亡率。

ENGAGE AF-TIMI 48 研究提示，2 种剂量的艾多沙班（60 mg 或 30 mg，每天 1 次）预防房颤患者发生卒中和体循环栓塞的疗效不劣于华法林，且大出血和心血管事件的死亡率均低于华法林。对卒中、体循环栓塞和心血管疾病的死亡复合终点事件进行评估发现，标准剂量艾多沙班（60 mg，每天 1 次）的获益风险比优于华法林，而低剂量艾多沙班（30 mg，每天 1 次）的获益风险比与华法林相近。

对上述随机对照研究进行的荟萃分析发现，与华法林相比，在有效性方面，DOAC 显著降低了 19% 的卒中 / 系统性栓塞风险，降低了 51% 的出血性卒中风险和类似的缺血性卒中风险，显著降低了 10% 的全因死亡率。在安全性方面，DOAC 降低了 14% 的大出血风险，显著降低了 52% 的颅内出血风险。

观察研究也显示，达比加群、利伐沙班、阿哌沙班及艾多沙班与华法林相比，有效性和安全性数据与各自的随机对照研究一致。基于 DOAC 的药理学特点和现有的临床证据，目前各大指南均优先推荐 DOAC 用于房颤患者的卒中 / 栓塞预防。

几类 DOAC 的主要生物学特征和Ⅲ期研究的结果见表 3-1。

表 3-1　DOAC 的主要生物学特征和Ⅲ期研究结果

项目	利伐沙班	阿哌沙班	艾多沙班	达比加群
靶点	Xa 因子	Xa 因子	Xa 因子	凝血酶
生物利用度（%）	80～100	60	50	6
血浆蛋白结合率（%）	92～95	87	40～59	35
半衰期（h）	5～13	9～14	10～14	12～17
Ⅲ期研究设计	双盲、双模拟	双盲、双模拟	双盲、双模拟	随机开放
平均 $CHADS_2$ 评分（分）	3.5	2.1	2.8	2.1

（待续）

项目	利伐沙班	阿哌沙班	艾多沙班	达比加群
主要疗效结局	研究期间，利伐沙班的疗效不劣于华法林，但治疗期间的人群分析显示，利伐沙班的疗效优于华法林，其卒中或全身性栓塞的相对风险下降21%	阿哌沙班的疗效优于华法林，卒中或全身性栓塞的相对风险降低21%	艾多沙班60 mg和30 mg的疗效不劣于华法林	达比加群150 mg的疗效优于华法林，相对风险降低34%；110 mg的疗效不劣于华法林
主要安全性结局	利伐沙班大出血及临床相关非大出血事件的发生率与华法林相当，但较华法林颅内出血相对风险下降33%，重要器官出血相对风险下降31%，致死性出血相对风险下降50%	阿哌沙班的安全性优于华法林，大出血相对风险下降31%，颅内出血相对风险下降58%	艾多沙班60 mg和30 mg的安全性优于华法林（相对风险分别下降20%和53%）	达比加群150 mg的安全性不劣于华法林；110 mg的安全性优于华法林

注：不同研究间因为试验设计、人群特征（包括 $CHADS_2$ 评分）、研究终点定义等均有差异，不建议将研究结果直接比较，意义不大

30 中国已经获批上市的 DOAC 有哪些？分别有哪些适应证？房颤适应证的用法、用量是什么？

目前，中国已获批的 DOAC 有利伐沙班、阿哌沙班、艾多沙班及达比加群，其适应证及推荐剂量见表 3-2。

表 3-2　DOAC 的适应证及推荐剂量

	利伐沙班	阿哌沙班	艾多沙班	达比加群
预防择期 THA/TKA 成年患者发生 VTE	10 mg，每天1次	2.5 mg，每天2次	中国未获批	中国未获批
成人治疗 DVT 和 PE，以降低复发风险	15 mg，每天2次×21 d；20 mg，每天1次，（与食物同服），6 个月后可转为 10 mg，每天 1 次	中国未获批	接受至少 5 d 的肠外抗凝治疗后，60 mg，每天 1 次	接受至少 5 d 的肠外抗凝治疗后，150 mg，每天 2 次
用于 NVAF 成年房颤患者，以降低卒中和体循环栓塞风险	（1）20 mg，每天 1 次，与食物同服 （2）CrCl 15~49 ml/min，低体重、年龄>75 岁，15 mg 且每天 1 次，与食物同服	（1）中国未获批 （2）中国未获批	（1）CrCl 50~95 ml/min，60 mg，每天 1 次；CrCl>95 ml/min，不推荐 （2）CrCl 15~50 ml/min、体重≤60 kg，或同时使用 P-gp 抑制剂，推荐 30 mg，每天 1 次	（1）CrCl>30 ml/min，150 mg，每天 2 次 （2）年龄≥80 岁或同时服用维拉帕米，或出血风险明显升高（合并肝功能不全、胃肠道疾病等）的情况，110 mg，每天 2 次
慢性冠心病和周围动脉疾病患者，与阿司匹林联用降低主要心血管事件风险	2.5 mg，每天2次	无	无	无

注：THA，髋关节置换术；TKA，膝关节置换术；VTE，静脉血栓栓塞症，包括 DVT 和 PE；DVT，深静脉血栓；PE，肺栓塞；NVAF，非瓣膜性房颤；CrCl，肌酐清除率；P-gp，P- 糖蛋白

延伸阅读

在中国，房颤患者使用 DOAC 预防卒中的适应证见附表 3-1。

附表 3-1　中国房颤患者使用 DOAC 预防卒中的适应证

药品名称	适应证
达比加群	预防存在以下一个或多个风险因素的成人非瓣膜性房颤患者的卒中和体循环栓塞： • 先前曾有卒中、短暂性脑缺血发作或体循环栓塞； • 左心室射血分数＜40%； • 伴有症状的心力衰竭，美国纽约心脏病协会（NYHA）心功能分级≥2 级； • 年龄≥75 岁； • 年龄≥65 岁，且伴有以下任一疾病（糖尿病、冠心病或高血压）
利伐沙班	用于伴有一个或多个危险因素（如充血性心力衰竭、高血压、年龄≥75 岁、糖尿病、卒中或短暂性脑缺血发作病史）的非瓣膜性房颤成年患者，以降低卒中和体循环栓塞风险
阿哌沙班	在中国暂无房颤患者预防卒中的适应证
艾多沙班	用于伴有一个或多个风险因素（如充血性心力衰竭、高血压、年龄≥75 岁、糖尿病、既往卒中或短暂性脑缺血发作病史）的非瓣膜性房颤成年患者，以降低卒中和体循环栓塞风险

31 | DOAC 共同的禁忌有哪些?

对于中度以上二尖瓣狭窄及机械瓣置换术后的房颤患者，不建议使用 DOAC 预防卒中。此外，结合说明书和相关指南的建议，DOAC 共同的禁忌还有：对药物成分或其他辅料过敏，明显活动性出血患者（尤其是还需要进一步识别出血部位和治疗的出血），近期发生高风险出血事件（如颅内出血），血小板减少症（＜50×10^9/L），严重贫血（且尚未明确病因），伴有凝血障碍和临床相关出血风险的肝病患者。

32 | 如何评估华法林的抗凝效果？INR 或 TTR？

　　华法林的抗凝效果取决于抗凝的强度和稳定性，抗凝的强度通过国际标准化比值（INR）来评估，而抗凝的稳定性则需要通过治疗窗内时间（TTR）来评估。患者在应用华法林的过程中，应定期检测 INR（通常起始时每周复查 1～2 次，稳定后每月复查 1～2 次），医生调整药物剂量将 INR 控制在 2.0～3.0。目前，也有学者建议将老年患者的 INR 控制在 1.8～2.5，但这一观点尚缺乏大型的临床研究数据。当 INR＞4.0 时，出血事件会显著增多，而进一步降低卒中事件的作用有限。当 INR 处于 1.5～2.0 时，与 INR 维持在 2.0～3.0 时的标准抗凝治疗比较，卒中风险增加 2 倍。华法林的 TTR 是指达到目标 INR 的检测次数占总 INR 检测次数的比率。一般情况下，TTR 越高，提示华法林的效果越稳定，应尽量使 TTR＞65%。值得注意的是，华法林的监测相对烦琐，临床上将 TTR 维持在 65% 以上的人群比率并不高。为了预估抗凝效果的稳定性，可以使用 $SAMe-TT_2R_2$ 评分（表 3-3）来评估。当 $SAMe-TT_2R_2$ 评分≥2 分时，达到较高 TTR 的可能性较小。其中，种族本身即为风险因素之一（非白种人计 2 分），提示亚洲人群使用华法林本身就难以使 TTR 达标。

表 3-3　SAMe-TT$_2$R$_2$ 评分

描述	分值（分）
性别（S）（女性）	1
年龄（A）<60 岁	1
疾病史（Me）：具有下列 2 种以上情况，包括肝病、肾病、充血性心力衰竭、肺部疾病、卒中史、高血压、糖尿病、外周动脉疾病、冠心病／心肌梗死	1
治疗（T）（相互作用的药物，如胺碘酮）	1
吸烟（T$_2$）（近 2 年内）	2
种族（R$_2$）（非白种人）	2

注：评分最高为 8 分

延伸阅读

　　有一些临床因素会影响华法林抗凝作用的稳定性，SAMe-TT$_2$R$_2$ 评分是预估华法林抗凝作用稳定性的一个工具，评分越高（>2 分），提示维持较高 TTR 的可能性越小。由于非白种人可计 2 分，故对于中国人而言，服用华法林预期就难以达到满意的 TTR。

　　附图 3-1 引自《2017 亚太心律学会（APHRS）房颤患者卒中

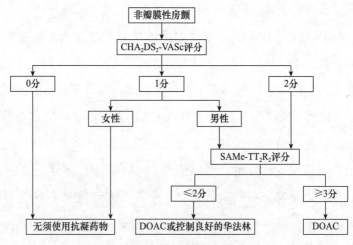

附图 3-1　非瓣膜性房颤患者的抗凝治疗

心房颤动患者卒中预防 100 问

预防专家共识》，建议华法林仅适用于 SAMe-TT$_2$R$_2$ 评分≤2 分的患者。

33 临床中如何使用华法林?

华法林的起始剂量为每天 1.25～2.50 mg，2～4 d 起效。多数患者在 5～7 d 达到治疗高峰。在开始治疗时，患者应每周监测 INR 1～2 次，抗凝强度稳定后（连续 3 次 INR 均在治疗窗内）可改为每月复查 INR 1～2 次。用药过程中，INR 处于 2.0～3.0 时，华法林的使用剂量不变，INR＜2.0 则增加剂量，INR＞3.0 则降低剂量或暂停观察。由于华法林的药代动力学受食物、药物、酒精等因素影响，故华法林治疗需长期随访和定期监测。

34 哪些房颤患者可以无须考虑卒中风险评分而直接启动抗凝治疗?

（1）二尖瓣中重度狭窄患者及机械瓣置换术后合并房颤患者的卒中发生率很高，无须进行卒中 / 栓塞评分，应直接启动抗凝治疗，建议选择华法林，避免选择 DOAC。

（2）心腔内有血栓或超声发现左心房或左心耳存在血栓或有其他明确的抗凝适应证（如深静脉血栓、肺栓塞等），也可直接启动抗凝治疗，不需要进行 CHA_2DS_2-VASc 评分。

（3）肥厚型心肌病患者的房颤发生率高，且往往合并心力衰竭。同时，肥厚型心肌病也是房颤患者发生卒中或系统性栓塞的独立危险因素，患者可考虑直接启动抗凝治疗，尤其是伴有梗阻的肥厚型心肌病患者。

《2016 ESC/EACTS 房颤的管理指南》推荐肥厚型心肌病合并房颤的患者终身服用抗凝药物以预防卒中。而《2014 AHA/ACC/HRS 房颤患者管理指南》《心房颤动：目前的认识和治疗的建议（2018）》《2020 AHA/ACC 肥厚型心肌病的诊断和治疗指南》则继续维持既往的态度，推荐肥厚型心肌病合并房颤的患者直接启动抗凝治疗（不需要依赖 CHA_2DS_2-VASc 评分），且推荐 DOAC 作为肥厚型心肌病合并房颤患者口服抗凝治疗的一线选择，华法林作为二线选择。同时，针对肥厚型心肌病合并亚临床房颤（经器械诊断，持续>24 h）的患者，同样推荐直接启动口服抗凝治疗，DOAC 仍是一线选择。而《2020 ESC/EACTS 房颤的诊断与管理指南》将肥厚型心肌病作为 CHA_2DS_2-VASc 评分中 C 的一项计分因素（计1分），描述为肥厚型心肌病是卒中的高危因素，口服抗凝药物有利于减少卒中风险。因此，当肥厚型心肌病合并房颤时，绝大多数患者应考虑抗凝治疗。

35 | 抗血小板药物和具有活血化瘀作用的中成药是否也能帮助房颤患者预防卒中？

  抗血小板药物是常用的血栓预防手段，但对于房颤患者的卒中预防，阿司匹林等抗血小板药物的效果较差。大量临床研究已证实，对于房颤患者的卒中预防，抗凝治疗优于抗血小板治疗。国内外众多指南也一致推荐卒中合并房颤的患者应该行抗凝治疗。

  率先在房颤患者的卒中二级预防领域开展的 EAFT 研究（随机对照研究）的结果表明，抗凝治疗较安慰剂显著降低卒中事件的发生率达 66%［95% 可信区间（CI）：0.20～0.57］，且抗凝治疗较阿司匹林疗效显著，患者发生主要终点事件的风险下降40%［风险比（HR）=0.60，95%CI：0.41～0.87］，而阿司匹林组发生主要终点事件的风险与安慰剂组无显著差异（15%/ 年 $vs.$19%/ 年，P=0.12）。EAFT 研究同时证实，应用抗凝药物及阿司匹林患者的出血事件发生率均较低（2.8%/ 年 $vs.$ 0.9%/ 年）。ACTIVE-W 研究进一步提示，抗凝治疗（华法林）较双联抗血小板（阿司匹林＋氯吡格雷）治疗显著降低患者的卒中累计风险达72%［危险比（RR）=1.72，P=0.001］，且接受抗凝治疗患者的总出血风险显著降低（13.21% $vs.$ 15.40%，P=0.001）。《2012 ESC 房颤的管理指南》对阿司匹林的评价为"现有证据认为，阿司匹林预防缺血性卒中的效果不佳；对于老年患者，阿司匹林导致严重出血和颅内出血的风险与口服抗凝药物相似"。而《2020 ESC/EACTS 房颤的诊断与管理指南》明确指出，无论卒中风险高低，均不推荐单独使用抗血小板治疗（单药或阿司匹林联合氯吡格雷）来预防房颤相关的卒中或栓塞。

此外，目前尚无高质量的临床研究证明房颤患者单独或联合应用具有活血化瘀作用的中成药进行卒中预防的安全性和有效性。因此，不推荐房颤患者单独应用具有活血化瘀作用的中成药或将其与口服抗凝药物联合应用来预防卒中/栓塞。

36 急性房颤发作（48 h 内）复律前做不做经食管超声检查？如何进行抗凝治疗？

房颤患者在复律过程中存在发生血栓栓塞的风险，恰当的抗凝治疗可以减少血栓栓塞风险。《心房颤动：目前的认识和治疗的建议（2018）》指出，对于房颤持续时间<48 h 的患者，不需要进行常规的经食管超声心动图（trans-esophageal echocardiography，TEE）检查，应尽快给予抗凝治疗后可直接复律。对于血流动力学不稳定的房颤患者，应尽快复律，不应该因等待 TEE 检查而耽误治疗。若无禁忌，房颤患者应尽早启动抗凝治疗。

《2020 ESC/EACTS 房颤的诊断与管理指南》并没有强调房颤患者复律前必须完成 TEE 检查，但在情况允许时，医生仍应充分与患者沟通并强调血栓栓塞风险，并在复律前启动抗凝治疗。以下 2 种情况，即使房颤的持续时间<48 h，患者复律前也要进行 3 周的抗凝治疗或 TEE 检查以排除左心耳血栓：①房颤持续时间为 12～48 h，CHA_2DS_2-VASc 评分≥3 分（女性）或≥2分（男性）。②既往有血栓栓塞病史或二尖瓣中重度狭窄、机械瓣置换术后。

37 | 药物或电复律成功后按照"前 3 后 4"的建议，继续抗凝治疗 4 周就可以了吗？

当房颤的持续时间不明或≥48 h，建议患者在心脏复律前进行有效抗凝治疗至少 3 周；患者复律前如果病情允许，应尽可能完成 TEE 检查以排除左心房血栓；患者复律后继续抗凝治疗至少4 周。多数患者因合并其他临床疾病或心脏基础疾病，房颤有复发风险，需要长期进行抗凝治疗。因此，患者 4 周之后是否进行长期抗凝治疗需要根据 CHA_2DS_2-VASc 评分决定。《2020 ESC/EACTS 房颤的诊断与管理指南》指出，对于 CHA_2DS_2-VASc 评分≥1 分的男性患者和≥2 分的女性患者，应继续服用抗凝药物。

在患者长期服用抗凝药物期间，需要动态评估 HAS–BLED 评分。如果 HAS–BLED 评分≥3 分，医生应密切检查和随访，同时解决患者潜在的、可改变的出血风险因素。对于初始卒中低风险的房颤患者，需要在 4～6 个月后重新评估卒中风险。在没有绝对禁忌证的情况下，患者不应该因高出血风险而拒绝继续口服抗凝药物。

38 | 左心耳封堵术后的抗凝 / 抗栓方案有哪些？

相关指南推荐，房颤患者有长期抗凝禁忌时可以考虑做左心耳封堵术，左心耳封堵术后需要进行常规的抗凝治疗一段时间。目前，左心耳封堵术后最佳的抗凝 / 抗栓方案及疗程尚不明确。参考相关临床研究和专家共识，结合患者的意愿、出血风险、卒中风险、封堵器的类型等综合考虑，建议：

（1）Watchman 封堵器（出血低危患者）：阿司匹林每天 100 mg＋华法林（INR 2.0～3.0）/DOAC 维持 45 d →复查 TEE →停用华法林 /DOAC，改为阿司匹林＋氯吡格雷每天 75 mg 继续双联抗血小板治疗至 6 个月→长期服用阿司匹林抗血小板治疗。

（2）Watchman 封堵器（出血高危患者）：阿司匹林每天 100 mg＋氯吡格雷每天 75 mg 双联抗血小板治疗至 6 个月→长期服用阿司匹林抗凝 / 抗栓。

（3）ACP/Amulet 封堵器：阿司匹林每天 100 mg＋氯吡格雷每天 75 mg 双联抗血小板治疗至 6 个月→长期服用阿司匹林抗栓抗凝。

（4）封堵术后应该定期监测、复查：①左心耳封堵术后需要定期复查 TEE 或左心房血管造影（LACTA）。②Watchman 封堵器术后 45 d 检测左心耳的封堵情况，如果探测到残余分流＜5 mm，按照上述方案用药。③术后任何时候若探测到 5 mm 以上的残余分流，视为封堵失败。若无补救措施，需要长期维持抗凝治疗。④如果术后 TEE 或 LACTA 检查随访发现左心耳封堵装置相关血栓形成，应加强抗凝治疗和随访。

39 | 左心耳封堵术后发现器械相关血栓该怎么办？

左心耳封堵术后存在一定的器械相关血栓形成（device related thrombosis，DRT）可能，发生率为 3.7%～7.2%。左心耳封堵术后 DRT 的发生除了与封堵器械、操作及患者自身因素有关外，也与左心耳封堵术后采用的抗凝治疗的强度和持续时间长短密切相关。

目前，对于 DRT 尚没有统一、确切的抗栓治疗建议，但普遍认为应重启抗凝治疗或强化抗栓治疗（联合抗血小板治疗）。《中国左心耳封堵预防心房颤动卒中专家共识 2019》建议，如果患者在左心耳封堵术后任何时间随访 TEE 探测到 DRT，考虑方案：

（1）华法林（维持 INR 在 2.5～3.5）＋阿司匹林或氯吡格雷，每 2～3 个月后复查 TEE 或 LACTA，直至 DRT 消失。

（2）DOAC＋阿司匹林或氯吡格雷，每 2～3 个月后复查 TEE 或 LACTA，直至 DRT 消失。对于 DOAC，建议使用标准剂量的利伐沙班或阿哌沙班，避免选择达比加群。

（3）低分子肝素抗凝治疗 2～4 周后复查 TEE 或 LACTA。

40 为什么半衰期相似的几种 DOAC 的给药方式不同？

DOAC 的Ⅰ期、Ⅱ期研究比较了几种不同剂量、不同用法的抗凝方案的有效性和安全性，选择 1 种或 2 种方案进入Ⅲ期临床研究，Ⅲ期临床研究的目的是确定所选方案的疗效是否优于或不劣于华法林标准抗凝方案。经过严格设计的前瞻性国际多中心大型临床研究证明，达比加群 110 mg /150 mg 每天 2 次，利伐沙班 15～20 mg 每天 1 次，艾多沙班 60 mg/30 mg 每天 1 次的抗凝方案均优于或不劣于华法林标准抗凝方案，且获得了各个国家药物管理部门的批准，可用于房颤的抗凝治疗（中重度二尖瓣狭窄和机械瓣置换术后 2 种情况除外）。其他剂量或用法抗凝方案的安全性和有效性缺乏证据，不应推荐。个体化的剂量调整应根据大型临床研究的减量依据和方法（如根据肾功能、年龄、体重、合并用药等）进行。在治疗过程中，医生不应根据凝血指标调整剂量，但必要时可以根据患者的治疗反应调整剂量，如在无可逆诱因的情况下患者出现了轻微出血，适当降低剂量可能是合理的。

此外，半衰期不是决定药物给药频率的唯一指标，还需要综合考虑生物利用度、清除率、分布容积等指标。以利伐沙班为例，确定每天1次的剂量方案，是经过Ⅱ期研究初步确定的用法，并在Ⅲ期、Ⅳ期研究中进一步证实了其疗效和安全性。并且，在高血压领域存在一个概念，即峰谷浓度比小，可能具有更平稳的降压效果，但该概念是否可以沿用到抗凝药物，目前尚无定论，如艾多沙班的Ⅱ期临床研究提示，艾多沙班60 mg 每天1次较30 mg 每天2次具有更低的大出血发生率。ENGAGE AF-TIMI 48 研究的事后分析同样提示，出血风险与血药浓度谷值存在相关性。因此，对于不同的 DOAC，建议医生根据说明书推荐给药方式，切勿根据个人经验和理解轻易改变药物的给药频率。

41 | 房颤合并深静脉血栓（下肢深静脉血栓或肺栓塞），如何考虑抗凝方案？

深静脉血栓栓塞患者需要进行规范的抗凝治疗，即使

CHA$_2$DS$_2$-VASc 评分为 0 分或 1 分。例如，房颤患者在没有抗凝治疗的指征（CHA$_2$DS$_2$-VASc 评分为 0 分）时，具体的抗凝剂量、用法、疗程应遵循深静脉血栓及肺栓塞相关指南的抗凝建议。

有研究发现，房颤患者血栓形成最主要的机制是血液淤滞（心房内血液淤滞易形成血栓），最主要的防治措施是口服抗凝药物，包括华法林和 DOAC。而深静脉血栓患者，无论是下肢深静脉血栓还是肺栓塞，抗凝治疗的获益明确，关于利伐沙班的 EINSTEIN CHOICE 研究提示，在静脉血栓栓塞症的延长治疗中，利伐沙班 10 mg 较阿司匹林能显著减少静脉血栓栓塞症复发，且不增加大出血风险，故对于房颤、下肢深静脉血栓、肺栓塞，在能选择抗凝治疗的前提下，抗血小板治疗是不需要的。

需要注意的是：①口服抗凝药物用于房颤患者的卒中预防或深静脉血栓治疗，起始阶段有不同要求，如达比加群和艾多沙班用于治疗深静脉血栓还需要序贯肠外抗凝治疗，具体用法可参考表 3-4。②深静脉血栓患者的起始抗凝剂量普遍高于房颤患者卒中预防的抗凝剂量，故深静脉血栓的治疗剂量实际可以完全覆盖房颤患者预防卒中的需要，建议根据深静脉血栓治疗的需要予以标准的抗凝即可，满足深静脉血栓的抗凝疗程以后，可以继续以房颤患者卒中预防的剂量维持。例如，对于房颤合并急性肺动脉栓塞，推荐利伐沙班 15 mg 每天 2 次，3 周后改为 20 mg 每天 1 次。

表 3-4　DOAC 分别用于房颤患者的卒中预防、
深静脉血栓治疗和二级预防的剂量、用法推荐

房颤患者的卒中预防		治疗深静脉血栓 / 肺栓塞	
药物	标准剂量	起始治疗	后续治疗阶段
阿哌沙班	5 mg，每天 2 次	10 mg，每天 2 次，7 d	5 mg，每天 2 次
达比加群	150 mg /110 mg，每天 2 次	肝素 / 低分子肝素至少 5 d	150 mg，每天 2 次
艾多沙班	60 mg，每天 1 次	肝素 / 低分子肝素至少 5 d	60 mg，每天 1 次
利伐沙班	20 mg，每天 1 次	15 mg，每天 2 次，21 d	20 mg，每天 1 次

注：阿哌沙班尚未在中国获得批准用于房颤患者的卒中预防和深静脉血栓的治疗 / 二级预防的适应证

心房颤动患者卒中预防 100 问

42 抗凝治疗仅适合静脉血栓（如房颤），抗血小板治疗仅适合动脉血栓（如冠心病），这种说法正确吗？

这种说法不正确。传统的观念认为，冠心病相关的血栓属于动脉血栓，房颤相关的血栓属于静脉血栓。因为冠心病在过去有丰富的、针对血小板激活通路不同靶点的抗血小板药物的研究经历，充分证实了抗血小板治疗在动脉血栓防治中的积极作用，故才有"动脉血栓抗血小板治疗有效，抗凝治疗无效"的认识。

但是从机制上，凝血酶有强大的激活血小板的作用，抗凝药物通过抑制凝血酶生成，可以间接抑制血小板的激活，故抗凝治疗与抗血小板治疗（或抗动脉血栓）并非毫无关联。

不仅在机制上，其他方面也可发现抗凝治疗与抗血小板治疗并非毫无关联，如一项将华法林用于急性冠脉综合征（ACS）二级预防的研究，主要研究终点是"再发心肌梗死、缺血性卒中、死亡"，平均随访 4 年，结果发现华法林至少与阿司匹林同样有效。但由于华法林在临床上具有一定局限性，没有抗血小板药物使用方便，故一直以来动脉血栓主要采用抗血小板治疗。另外，ATLAS 研究、COMPASS 研究提示，小剂量利伐沙班联合单抗血小板治疗（SAPT）或双联抗血小板治疗（DAPT)，均能进一步减少主要不良心血管事件，甚至减少全因死亡事件。基于以上研究，从临床结局角度可推断抗凝治疗确实能兼顾一部分抗血小板治疗的作用，故不能说"动脉血栓进行抗凝治疗无效"。

一般情况下，动脉血栓采用抗血小板治疗，静脉血栓采用抗凝治疗。若房颤引起的血栓为静脉血栓，推荐抗凝治疗。单抗血小板治疗或双联抗血小板治疗均不能有效预防房颤相关的血栓栓塞，且增加出血风险，不建议使用。若干研究提示，抗凝药物（如华法林或利伐沙班）不仅能预防静脉血栓，也能有效预防动脉血栓，其疗效优于或等于阿司匹林。稳定性冠心病患者合并房颤时一般只需要行抗凝治疗，绝大多数情况不需要联合抗血小板药物。

43 | 如何评估冠心病合并房颤患者的缺血和出血风险？

对于冠心病合并房颤的患者，评估房颤相关的血栓栓塞 / 卒中风险推荐采用 CHA$_2$DS$_2$-VASc 评分，治疗建议同普通房颤患者。绝大多数合并房颤的冠心病患者需要长期接受口服抗凝药物治疗，不需要联合抗血小板治疗，除非是 ACS（1 年内）和（或）经皮冠状动脉介入治疗（percutaneous coronary intervention，PCI）后 6～12 个月的患者。

对于冠心病患者，发生心脏缺血事件最强的预测因素是近 1 年内发生过缺血事件。对于既往有 ACS 病史的患者，发生缺血事件的风险远高于稳定性冠心病患者，且对支架植入的患者同样适用。高龄、糖尿病、慢性肾病（肌酐清除率为 15～59 ml/min）、弥漫性冠状动脉病变、左心室射血分数低、支架选择不合理等均是缺血事件发生的重要危险因素，增加缺血或出血的临床风险因素可见表 4-1。其余临床常用评分工具，如 SYNTAX 评分、SYNTAX Ⅱ 评分和 GRACE 评分（包括院内或院外使用），可见表 4-2 至表 4-4。

对于房颤合并冠心病患者的出血风险，推荐使用 HAS-BLED 评分进行评估。HAS-BLED 评分≥3 分为具有较高的出血风险，但并不能以此作为不启动或终止抗凝治疗的依据，而应识别并治疗可逆性出血因素，降低出血风险，并在开始抗凝治疗后加强对患者的随访和评估。

上述评分，尤其是 CHA$_2$DS$_2$-VASc 评分和 HAS-BLED 评分是动态变化的，建议对复诊患者进行定期的再次评估，及时识别和处理相关可逆性风险因素，并调整治疗方案。

表 4-1 增加缺血（包括支架内血栓）或出血风险的因素

增加缺血 / 支架内血栓风险的因素		增加出血风险的因素
增加缺血风险	增加支架内血栓风险	
高龄	ACS 表现	既往出血史
ACS 表现	糖尿病	联用多种抗凝药物
既往多次心肌梗死病史	左心室射血分数<40%	高龄
弥漫性冠状动脉病变	第 1 代药物洗脱支架	低体重
糖尿病	支架型号偏小	慢性肾病（透析或肌酐清除率<15 ml/min）
慢性肾病（肌酐清除率 15～59 ml/min）	支架扩张不充分	糖尿病
	支架血管直径小	贫血
	支架长度偏长	长期使用类固醇或非甾体抗炎药
	分叉支架	既往有脑出血、缺血性卒中或其他颅内疾病史
	支架内再狭窄	

注：ACS，急性冠脉综合征

表 4-2 择期 PCI 患者的 SYNTAX 评分和 SYNTAX Ⅱ 评分

评分标准	评估风险因素的变量数（项）		具体变量	危险分层
	临床因素	CAG因素		
SYNTAX 评分	0	11	CAG 因素：冠状动脉分布类型、狭窄部位、是否完全闭塞、三分叉病变、双分叉病变、主动脉相关开口病变、严重扭曲、病变长度>20 mm、严重钙化、血栓、弥漫病变 / 小血管病变	低危：0～22 分 中危：22～32 分 高危：≥33 分
SYNTAX Ⅱ评分	6	12	CAG 因素：除 SYNTAX 评分的 11 项因素外，还包括无保护左主干病变；临床因素：年龄、性别、肌酐清除率、左心室射血分数、外周血管疾病和慢性阻塞性肺疾病	低危：0～21 分 中危：22～28 分 高危：≥29 分

注：PCI，经皮冠状动脉介入治疗；CAG，冠状动脉造影；SYNTAX Ⅱ评分在 SYNTAX 评分的基础上增加了临床变量，包括性别、年龄、左心室射血分数、肌酐清除率、左主干病变、慢性阻塞性肺疾病、外周血管疾病，评分比较复杂，可以到网络上下载专门的计算软件来计算 SYNTAX 评分

表4-3 GRACE评分标准——入院评估院内死亡风险

年龄（岁）	得分（分）	心率（次/分）	得分（分）	收缩压（mmHg）	得分（分）	肌酐（mg/dl）	得分（分）	Killip分级	得分（分）	危险因素	得分（分）
<30	0	<50	0	<80	58	0~0.39	1	I	0	入院时心搏骤停	39
30~39	8	50~69	3	80~99	53	0.40~0.79	4	II	20	心电图ST段改变	28
40~49	25	70~89	9	100~119	43	0.80~1.19	7	III	39	心肌坏死标志物升高	14
50~59	41	90~109	15	120~139	34	1.20~1.59	10	IV	59		
60~69	58	110~149	24	140~159	24	1.60~1.99	13				
70~79	75	150~199	38	160~199	10	2.00~3.99	21				
80~89	91	≥200	46	≥200	0	≥4	28				

危险级别	GRACE评分（分）	院内死亡风险（%）
低危	≤108	<1
中危	109~140	1~3
高危	>140	>3

患者分级（√）

表 4-4　GRACE 评分标准——6 个月院外死亡率预测

年龄（岁）	得分（分）	心率（次/分）	得分（分）	收缩压（mmHg）	得分（分）	肌酐（mg/dl）	得分（分）	危险因素	得分（分）
<30	0	<50	0	<80	24	0~0.39	1	充血性心力衰竭病史	24
30~39	0	50~69	3	80~99	22	0.40~0.79	3	住院期间未行 PCI	14
40~49	18	70~89	9	100~119	18	0.80~1.19	5	心肌梗死既往史	12
50~59	36	90~109	14	120~139	14	1.20~1.59	7	ST 段压低	11
60~69	55	110~149	23	140~159	10	1.60~1.99	9	心肌损伤标志物升高	15
70~79	73	150~199	35	160~199	4	2.00~3.99	15		
80~89	91	≥200	43	≥200	0	≥4.00	20		
≥90	100								

危险级别	GRACE 评分（分）	出院后 6 个月死亡风险（%）	患者分级（√）
低危	≤88	<3	
中危	89~118	3~8	
高危	>118	>8	

注：PCI，经皮冠状动脉介入治疗

44

房颤合并急性冠脉综合征（ACS）、急诊经皮冠状动脉介入治疗（PCI）或择期 PCI 后 1 年内应如何进行抗栓治疗？

房颤患者若合并心脏急性缺血事件或处于 PCI 后，多数情况需要进行抗凝联合抗血小板治疗。近年来，国内外相关指南为降低出血风险，越来越倾向于缩短三联抗栓治疗的时间。2020 年发布的《冠心病合并房颤患者抗栓管理中国专家共识》推荐双联治疗（OAC＋SAPT）为默认策略（图 4–1），即除外围术期，患者术后至出院均可以保持双联抗栓治疗至 6 个月或 12 个月。《2020 ESC/EACTS 房颤的诊断与管理指南》推荐早期停用阿司匹林（<1 周），仅保留 OAC＋P2Y$_{12}$ 受体拮抗剂，即使支架内血栓形成风险大于出血风险时，也建议进行 1 个月内的三联抗栓治疗。因此，需要临床再去斟酌的其实只有 3 个问题，即哪些患者有必要保留 1 个月内的三联抗栓治疗？哪些患者可以更早（如 6 个月时）停用抗血小板药物，仅保留 OAC？哪些患者可以考虑延长双联抗栓治疗（＞1 年）？要回答上述问题，需要先评估患者的血栓风险和出血风险，包括血栓栓塞事件风险评估、缺血事件风险评估、出血事件风险评估。

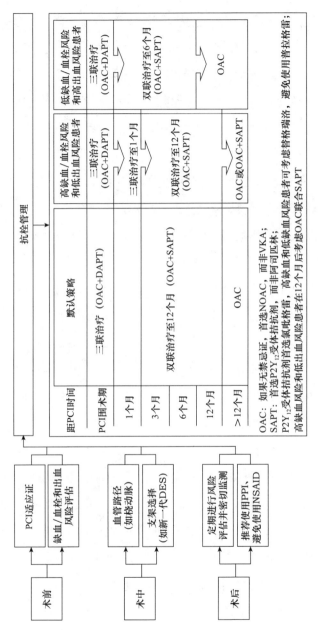

图 4-1　房颤合并冠心病 /PCI 后的抗栓管理

OAC: 如果无禁忌证, 首选 NOAC, 而非 VKA;
SAPT: 首选 P2Y$_{12}$ 受体拮抗剂, 而非阿司匹林;
P2Y$_{12}$ 受体拮抗剂首选氯吡格雷, 高缺血和低缺血风险患者可考虑替格瑞洛, 避免使用普拉格雷;
高缺血风险和低出血风险患者在 12 个月后考虑 OAC 联合 SAPT

距PCI时间	默认策略	高缺血/血栓风险和低出血风险患者	低缺血/血栓风险和高出血风险患者
PCI围术期	三联治疗 (OAC+DAPT)	三联治疗 (OAC+DAPT)	三联治疗 (OAC+DAPT)
1个月		三联治疗至1个月	
3个月	双联治疗至12个月 (OAC+SAPT)		双联治疗至6个月 (OAC+SAPT)
6个月		双联治疗至12个月 (OAC+SAPT)	
12个月	OAC	OAC或OAC+SAPT	OAC
>12个月			

术前 — PCI适应证 / 缺血/血栓和出血风险评估

术中 — 血管路径 (如桡动脉) / 支架选择 (如新一代DES)

术后 — 定期进行风险评估并密切监测 / 推荐使用PPI, 避免使用NSAID

→ 抗栓管理

注: PCI, 经皮冠状动脉介入治疗; DES, 药物洗脱支架; OAC, 口服抗凝药物; DAPT, 双联抗血小板治疗; SAPT, 单一抗血小板治疗; PPI, 质子泵抑制剂; NSAID, 非甾体抗炎药; NOAC, 非维生素 K 拮抗口服抗凝药物; VKA, 维生素 K 拮抗剂

综上所述，大多数患者在出院后可采用双联抗栓方案（OAC＋P2Y$_{12}$受体拮抗剂），P2Y$_{12}$受体拮抗剂首选氯吡格雷（对于高缺血风险和低出血风险患者，替格瑞洛可能是合理的选择，联合抗栓治疗时应避免使用普拉格雷）；高缺血／血栓风险和低出血风险患者出院后可继续使用阿司匹林（如三联抗栓治疗）至术后 1 个月，但很少超过 1 个月（三联抗栓治疗时避免使用替格瑞洛和普拉格雷）；大多数患者在 1 年时停止抗血小板治疗，低缺血风险、高出血风险患者可考虑较早停用抗血小板治疗（如 6 个月），少数高缺血和低出血风险患者可以考虑延长双联抗栓治疗（＞1 年）。

延伸阅读

（1）虽然都是基于缺血因素和出血因素的权衡及判断，但纵观过去，对于房颤合并 ACS/PCI 的患者，相关指南对三联治疗的时程建议，从"3 个月起"，到"1 个月"，再到现在的"1 周"，越来越倾向于缩短三联治疗的时程。

（2）房颤合并 ACS 仅行药物治疗的患者，推荐使用 1 种 OAC＋1 种 P2Y$_{12}$受体拮抗剂（最好是氯吡格雷）双联抗栓治疗 6 个月。

（3）所有已经给予 OAC 治疗的房颤患者在发生 ACS 后应立即口服负荷剂量的阿司匹林（100～300 mg），然后维持每天 100 mg。在已了解冠状动脉的解剖结构或紧急情况下，如果患者很可能行 PCI，可考虑采用 P2Y$_{12}$受体拮抗剂进行预处理。在不了解冠状动脉的解剖结构时，患者应延迟至行 PCI 时再使用 P2Y$_{12}$受体拮抗剂进行预处理。P2Y$_{12}$受体拮抗剂应首选氯吡格雷。

（4）《2020 ESC/EACTS 房颤的诊断与管理指南》针对房颤合

并急诊 PCI、未行冠脉介入仅药物治疗的 ACS 及稳定性冠心病行择期 PCI 的情况做了归纳和建议，包括血栓 / 出血风险评估，见附图 4-1。新指南总结为：①在因 ACS 行 PCI 的患者中，倾向于

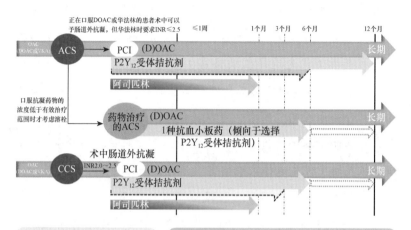

附图 4-1 《2020 ESC/EACTS 房颤的诊断与管理指南》
对房颤合并冠心病患者进行抗栓治疗的建议

注：ACS，急性冠脉综合征；PCI，经皮冠状动脉介入治疗；OAC，口服抗凝药物；DOAC，直接口服抗凝药物；INR，国际标准化比值；CAD，冠心病；PAD，外周动脉疾病；CKD，慢性肾病；eGFR，估算肾小球滤过率；VKA，维生素 A 拮抗剂；NSAID，非甾体抗炎药；DAPT，双联抗血小板治疗；PPI，质子泵抑制剂；STEMI，ST 段抬高心肌梗死

使用口服抗凝药物＋1 种抗血小板药物（优先选择氯吡格雷）治疗 12 个月，可以选择三联抗栓治疗，但联合阿司匹林通常不超过 1 个月，结合实际病例，$P2Y_{12}$ 受体拮抗剂的使用也可以酌情缩短到 6 个月。②未行冠状动脉介入治疗仅行药物治疗的 ACS 患者，不建议行三联抗栓治疗，建议采用口服抗凝药物＋1 种抗血小板药物（优先选择氯吡格雷）治疗 6~12 个月。③在择期 PCI 患者中，通常仅在围术期进行三联抗栓治疗，若确实出血风险高且合并血栓高危因素，可以联合阿司匹林，但通常不超过 1 个月。倾向于尽早改为双联抗栓方案，即口服抗凝药物＋1 种抗血小板药物（优先选择氯吡格雷）治疗，默认为 6 个月，若出血风险高可缩短至 3 个月，血栓风险高可延长至 12 个月。④房颤合并 ACS 或 PCI 后，双联疗程（3~12 个月）结束后停用抗血小板药物，长期维持口服抗凝药物治疗。

45 | 房颤合并 ACS/PCI 1 年后应如何进行抗栓治疗?

双联疗程（3~12 个月）结束后，患者若无新发事件（卒中／栓塞、ACS、再次血供重建），应停止抗血小板治疗，仅维持（长期）口服抗凝药物治疗。少部分患者因缺血／栓塞风险高，但出血风险不高，可继续联合使用抗血小板药物，但需要动态评估缺血风险和出血风险。停用抗血小板药物后，医生应继续给予患者预防卒中剂量的口服抗凝药物。

46 | 房颤合并稳定性冠心病应如何进行抗栓治疗？

房颤合并稳定性冠心病的患者也应根据 CHA_2DS_2-VASc 评分决定抗凝治疗策略，多数患者都具有抗凝指征，仅少数卒中风险低危、无抗凝指征的患者可选择单独抗血小板治疗。

多数房颤合并稳定性冠心病的患者仅需要使用 OAC，且优选 DOAC（除外合并中重度二尖瓣狭窄或机械瓣置换术后仅选择华法林）。对于具有高缺血风险、无高出血风险的患者，可考虑在长期使用 OAC（如利伐沙班 15 mg 每天 1 次）治疗的基础上加用阿司匹林每天 75～100 mg（或氯吡格雷每天 75 mg）。

2020 年，《冠心病合并房颤患者抗栓管理中国专家共识》对高缺血风险的定义是弥漫性多支病变的冠心病，且伴以下至少 1 种情况：①需药物治疗的糖尿病；②再发心肌梗死；③外周动脉疾病；④eGFR 为 15～59 ml/（min·1.73 m^2）。对高出血风险的定义是：①既往有脑出血或缺血性卒中史；②其他颅内疾病史；③近期有胃肠道出血或胃肠道出血导致的贫血；④与出血风险增加相关的其他胃肠道疾病；⑤肝功能不全；⑥出血倾向或凝血障碍；⑦高龄或体弱；⑧需要透析或 eGFR<15 ml/（min·1.73 m²）。

47 房颤合并冠心病的患者在需要抗凝联合抗血小板治疗时应如何选择抗凝药物及其剂量?

房颤合并冠心病的患者大多数时候需要进行抗凝治疗，华法林和 DOAC 都是常用的口服抗凝药物；慢性稳定性冠心病合并房颤的患者不需要使用抗血小板治疗；ACS 或 PCI 后 1 年内合并房颤的患者需要短期联合抗血小板治疗，抗血小板药物首选氯吡格雷（每天 75 mg）。

抗凝治疗联合抗血小板治疗时，房颤合并冠心病患者的出血风险明显增加。已有多项临床研究证实，在联合抗血小板治疗时，抗凝药物选择 DOAC 优于华法林。其中，利伐沙班在动脉血栓预防领域完成的研究最多、证据最充分，可以考虑优先选择。当房颤合并冠心病的患者不需要联合抗血小板治疗时，抗凝治疗的原则、药物选择及剂量选择与不合并冠心病的房颤患者一致。

（1）合并以下临床情况的患者应该优先选择华法林，包括：①合并中重度二尖瓣狭窄和机械瓣置换术后的患者只推荐使用华法林；②合并严重肾功能不全的患者（透析或肌酐清除率＜15 ml/min）现阶段仍推荐首选华法林，INR 的目标值为 2.0～2.5。

单独应用华法林进行抗凝治疗时，抗凝目标应维持 INR 在 2.0～3.0。当选择华法林联合抗血小板治疗时，为降低出血风险，可以将华法林的抗凝目标调整为维持 INR 在 2.0～2.5。

需要行冠状动脉造影和（或）PCI 的患者一般不需要停用华法林，但需检查 INR。多数患者在术中同时还需要使用普通肝素以预防血栓栓塞事件，但应监测活化凝血时间（activated clotting time，ACT），且普通肝素应采用低剂量（30～50 U/kg），并在 ACT（维持≥225 s）的指导下使用。在无严重出血并发症的前提下，患者术后继续服用华法林。

（2）DOAC 包括直接凝血酶抑制剂达比加群及 Xa 因子抑制剂利伐沙班、阿哌沙班及艾多沙班等。

若患者行择期 PCI，可考虑在术前停药，通常术前停药 12～24 h，达比加群经肾清除率较高，肾功能不全者需考虑延长术前停药时间。若患者行急诊 PCI，术前无须停药。

如果患者无禁忌证，PCI 后抗凝治疗应优先选择 DOAC。中国相关的专家共识推荐采用随机对照研究验证的给药方案，见表 4-5。停用抗血小板药物后，患者应继续使用卒中预防剂量的口服抗凝药物。患者也可根据肌酐清除率选择 DOAC 及其剂量。

特殊人群，如肾功能不全患者、高龄患者，应适当调整剂量。

表 4-5　DOAC 在 ACS 和（或）PCI 后合并房颤患者中经 RCT
验证的给药方案

药物	使用剂量	减低剂量	需减低剂量的临床情况
达比加群	150 mg，每天 2 次（高血栓风险）	110 mg，每天 2 次（高出血风险）	未验证
利伐沙班	15 mg，每天 1 次	10 mg，每天 1 次	肌酐清除率 30～50 ml/min
阿哌沙班	5 mg，每天 2 次	2.5 mg，每天 2 次	满足下列 3 项中的 2 项时：年龄≥80 岁，体重≤60 kg 或肌酐≥133 μmol/L
艾多沙班	60 mg，每天 1 次	30 mg，每天 1 次	肌酐清除率 15～50 ml/min、体重≤60 kg 或合并使用 P-gp 抑制剂

注：ACS，急性冠脉综合征；PCI，经皮冠状动脉介入治疗；P-gp，P- 糖蛋白；RCT，随机对照研究；利伐沙班的推荐使用剂量是 15 mg、减量剂量（肌酐清除率 30～50 ml/min）是 10 mg，特指经 RCT 验证的利伐沙班联合 P2Y$_{12}$ 受体拮抗剂时的给药剂量，不需要联合抗血小板药物时，仍推荐使用剂量 20 mg、减量剂量 15 mg

延伸阅读

房颤合并 PCI 或 ACS 的患者需要短期联合口服抗凝治疗和抗血小板治疗，目的是能兼顾房颤患者的血栓栓塞风险和心脏缺血或支架内血栓风险，过去临床上一般采用保留一段时间的三联治疗（华法林＋DAPT），但大出血风险明显增加。目前，临床需要一种出血风险更低的抗栓方案。

WOEST 研究是一项随机开放研究，入组具有三联抗栓治疗指征（如 PCI 合并房颤、机械瓣置换术后、肺栓塞、外周动脉疾病等）的患者，经观察发现，双联抗栓治疗（华法林＋氯吡格雷）较传统三联抗栓治疗（华法林＋DAPT）显著减少了出血风险，而血栓事件的发生率相似，提出了双联抗栓治疗替代三联抗栓治疗的可能性。DOAC 后续在房颤合并 PCI 的患者中相继完成了独立的临床研究，分别有 PIONEER AF-PCI 研究（利伐沙班）、RE-DUAL PCI 研究（达比加群）、AUGUSTUS 研究（阿哌沙班）及 ENTRUST-AF PCI 研究（艾多沙班）。结果提示，在仅药物治疗的 ACS（AUGUSTUS 研究有入组）或成功行 PCI 的房颤患者中，"DOAC＋一种 P2Y$_{12}$ 受体拮抗剂（主要是氯吡格雷）"在出血方面优于（PIONEER AF-PCI 研究、RE-DUAL PCI 研究、AUGUSTUS 研究）或不劣于（ENTRUST-AF PCI 研究）"华法林＋DAPT"方案，缺血事件方面无显著差异。因此，国内外相关指南关于 PCI 或 ACS 合并房颤患者的抗栓推荐，越来越倾向于将三联抗栓治疗改为双联抗栓治疗。

48 | 房颤相关的血栓栓塞可能造成 ACS 或肺栓塞吗？

房颤患者发生血栓脱落多导致体循环动脉系统栓塞，其中颅内动脉栓塞导致的缺血性卒中最常见，其他栓塞包括冠状动脉栓塞、脾动脉栓塞、肠系膜动脉栓塞及髂动脉栓塞等。少数情况下，房颤也可造成肺栓塞，血栓可能来源于右心房或左心房，经未闭合的房间隔或卵圆孔到达右心系统。

（1）房颤与急性心肌梗死：左心耳是房颤患者血栓形成的好发部位。若血栓脱落进入体循环，可造成各器官发生缺血事件，如血栓脱落至冠状动脉即可引起急性心肌梗死。国外有研究报道，房颤患者形成血栓并脱落至冠状动脉是非粥样硬化性心肌梗死（2 型心肌梗死）的主要原因。该研究连续入组 1776 例新发急性心肌梗死患者，其中 52 例为冠状动脉栓塞相关的心肌梗死。在这 52 例患者中，38 例为房颤患者发生血栓脱落导致冠状动脉栓塞，占比为 73%。国内亦有多个医学中心相继报道房颤患者发生血栓脱落导致冠状动脉栓塞而引起急性心肌梗死的病例。

在房颤所致冠状动脉栓塞的患者中，抗凝药物的使用率低、INR 不达标、漏服或停服抗凝药物的现象较多见。房颤所致非粥样硬化性心肌梗死的冠状动脉造影（图 4-2）显示，除闭塞血管外，其余血管均不易见到动脉粥样硬化征象。经皮冠状动脉腔内血管成形术（percutaneous transluminal coronary

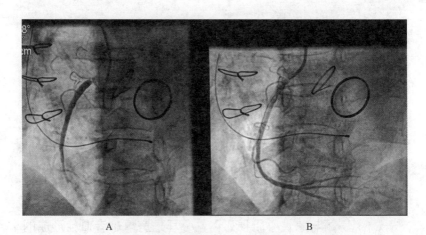

图 4-2　房颤所致非粥样硬化心肌梗死的冠状动脉造影

注：A. 右冠状动脉远端急性闭塞，血栓负荷重；B. 多次行血栓抽吸开通闭塞血管后，无明显粥样硬化改变，管壁较光滑

angioplasty, PTCA）及血栓抽吸后梗死相关血管也不易见到粥样硬化征象。

治疗上，若房颤患者发生血栓脱落导致急性心肌梗死，医生应尽可能通过抽吸将血栓取出，而不植入支架，以减少患者服用抗血小板药物带来的术后出血风险。对于此类心肌梗死患者，正确的抗凝治疗及规律监测抗凝治疗的效果才是有效的预防措施。

（2）房颤与肺栓塞：房颤患者合并肺栓塞时，由房颤直接导致肺栓塞的概率很小。房颤促成肺栓塞时，血栓的主要来源是右心房，主要原因为静脉系统的血液在颤动的右心房易形成湍流，促成血栓形成。早年一项研究的尸检结果发现，在693例房颤患者中，7.5% 存在右心房血栓，而肺栓塞的发生率为15.8%，但其中7.7% 未发现深静脉血栓，高度提示右心房血栓可能是血栓的重要来源。另有一项研究发现，在1006例急性肺栓塞患者中，231例（24%）合并房颤，50例（5%）存在右心房血栓。此外，血栓也可来源于左心房。极少数房间隔缺损或卵圆孔未闭的房颤患者，左心房血栓可经房间隔至右心系统，栓塞肺动脉。

房颤合并肺栓塞在临床上容易被忽视，但考虑其严重后果，医生应重视。在房颤合并肺栓塞的治疗方面，左心房血栓和右心房血栓均以抗凝治疗作为基石，一般抗凝治疗可两者兼顾。需要注意的是，急性肺栓塞患者如果起病时正在接受口服抗凝药物治疗，溶栓治疗（高危肺栓塞）是相对禁忌，应优先选择外科手术或介入治疗。此外，因为房颤患者卒中预防的抗凝策略和肺栓塞治疗的抗凝策略存在差异，故对于有溶栓指征的患者，其抗栓策略的制定需建立在全面评估的基础上，医生需要平衡肺栓塞的严重程度和出血风险来决定是否进行溶栓治疗。

49

房颤患者计划择期进行 PCI，为避免联合抗栓治疗，考虑先进行射频消融，术后规范抗凝治疗 3 个月，然后停止抗凝治疗，进一步完成 PCI，之后仅行抗血小板治疗，以上处理是否可行？

　　以上方案不可行。对于房颤合并冠心病的患者，进行导管射频消融的适应证和冠心病介入治疗的适应证应分别评估。导管射频消融是改善房颤患者症状的有效措施，但即使射频消融成功也不能替代抗凝治疗。有临床证据显示，房颤患者行导管射频消融不能有效预防卒中 / 栓塞，故不能为了避免抗凝治疗而选择导管射频消融。对于房颤合并冠心病的患者，仍建议根据 CHA$_2$DS$_2$-VASc 评分来决定是否需要抗凝治疗；对于接受 PCI 后 1 年内的患者，需要同时接受抗血小板治疗，但出血风险增加。患者在启动抗凝治疗或联合抗血小板治疗前应尽可能纠正可改善的出血高危因素，根据临床情况尽量缩短抗血小板治疗联合抗凝治疗的时间。

50 | ACS 患者合并阵发性房颤，是否存在"一过性房颤"的说法？病情稳定后若患者转为窦性心律，是否需要长期进行抗凝治疗？

　　房颤和冠心病有很多共同的危险因素。ACS 患者因为急性缺血和缺氧、急性炎症、心脏负荷改变、心房梗死等因素，可能诱发房颤。冠心病患者在急性期，房颤的复发风险高，应该根据 CHA_2DS_2-VASc 评分来评估是否需要长期进行口服抗凝药物治疗。

　　目前，房颤的临床分类包括阵发性房颤、持续性房颤、长程持续性房颤及永久性房颤。另外，基于临床应用的需要，一些房颤被命名为急性房颤、孤立性房颤及无症状性房颤。尽管有报道提及"一过性房颤"的说法，但对其定义为健康人由于某些诱因（如情绪激动、体位改变、急性荨麻疹及急性一氧化碳中毒等）发生的房颤。因此，ACS 患者合并阵发性房颤存在"一过性房颤"的说法并不准确。

房颤复律后，患者若进行长期抗凝治疗，需要综合评估血栓栓塞风险和出血风险。尽管患者恢复了窦性心律，但心房机械性功能不全往往持续至心脏复律后数周。对于已恢复窦性心律的患者，无论窦性心律是通过消融、复律（包括自发性）还是其他方式转复的，长期抗凝治疗策略应按照 CHA_2DS_2-VASc 评分来制定。

第 5 章 房颤合并急性脑血管意外的抗栓治疗

51

房颤患者发生急性缺血性卒中且并发深静脉血栓，应该如何应对？何时启动抗凝治疗？

深静脉血栓包括下肢深静脉血栓和肺栓塞，患者在发病早期需要充分的抗凝治疗，以预防致死性肺栓塞发生，并需要根据本次发病的诱因和是首发或复发来决定抗凝治疗的疗程，通常≥3个月，如果合并肺栓塞，抗凝疗程至少延长至6个月。而房颤相关的缺血性卒中，患者在发病早期因为要平衡出血转化风险，故医生往往会给予抗血小板治疗过渡，再结合"1–3–6–12"原则（见问题53）考虑抗凝治疗的启动时间。

房颤患者若发生急性缺血性卒中，且同时合并深静脉血栓，抗凝治疗的迫切性可能更突出。而深静脉血栓患者的起始抗凝剂量普遍高于房颤患者卒中预防的抗凝剂量，在此情况下，房颤患者一方面要预防致死性肺栓塞的发生，另一方面要尽量避免症状性出血转化或颅内出血的发生，导致医生在决定抗凝治疗的启动时间和抗凝方式的选择时更纠结。

对于以上特殊情况，目前缺少高质量的研究证据，相关指南也没有清晰的指导或建议。2017 年发表的一项综述基于对既往的文献分析，推荐急性缺血性卒中合并深静脉血栓的患者采用低剂量的抗凝策略，若此类患者同时又合并颅内出血，起始可以选择充气加压装置治疗，次日再使用普通肝素，缺血高风险患者可以考虑在普通肝素治疗 1 周后使用口服抗凝药物替代普通肝素继续抗凝，对于口服抗凝药物的剂量和选择无进一步建议。

以上观点不是统一的指导意见，且多项研究还提示患者在急性缺血性卒中后 48 h 使用普通肝素可能会增加症状性颅内出血的风险，进一步增加临床决策的复杂性。因此，医生对于每例患者还需要谨慎评估抗凝治疗的获益和出血风险，在与患者沟通良好的基础上，由多学科协助共同决定抗凝方案。

52 房颤患者在口服抗凝药物期间若发生缺血事件（缺血性卒中或体循环栓塞），有哪些注意事项？下一步该怎么办？

房颤患者如果在口服抗凝药物期间发生急性缺血事件，需要评估是否接受了有效抗凝，如 INR 是否达标（华法林）、服药的依从性、抗凝药物的剂量是否正确、是否有药物间相互作用的可能（减弱血药浓度）等，若均无异常，则建议更换另一种抗凝药物。

在缺血事件的急性期，除短暂性脑缺血发作外，患者需要暂停抗凝治疗。若患者口服华法林，且 INR 达标，不应进行溶栓治疗，可考虑介入取栓治疗。如果患者接受华法林治疗、INR≤1.7、凝血酶原时间（PT）≤15 s、出现神经损害症状、在适合溶栓的时间内、经影像学检查排除颅内出血，可考虑静脉溶栓。如果是使用 DOAC 治疗的患者，且末次给药至起病<48 h，不建议选择溶栓治疗，可考虑介入取栓治疗。目前，尚缺乏临床研究评估服用 DOAC 的患者接受静脉溶栓治疗的安全性和有效性。检测活化部分凝血活酶时间（APTT）或凝血酶时间（TT）（对于服用达比加群者）及抗 Xa 活性（对于服用 Xa 因子抑制剂者），可以帮助医生评估患者是否进行了充分有效的抗凝。对于距离最后 1 次服用 DOAC 的时间超过 48 h 且肾功能正常的患者，可考虑静脉溶栓治疗。

处于缺血性卒中急性期的患者重启抗凝治疗的时间可以参考问题 53，主要根据患者梗死的范围大小及是否有梗死周围出血等情况综合判定，未启用抗凝药物前可以采用抗血小板药物过渡。对于其他体循环栓塞，若无活动性出血，患者应尽早重启抗凝治疗。

对于之前服用华法林的患者，重启抗凝治疗推荐优选卒中预防剂量的 DOAC。如果患者选择继续服用华法林，必须确保 INR 达标（2.0～3.0）、TTR>70%，医生还要加强患者用药依从性的指导、提高监测频率及调整合并用药等。

53 | 房颤患者发生急性缺血性卒中应如何启动和调整抗栓方案?

关于房颤合并急性缺血性卒中患者抗凝治疗启动时间的问题,主要取决于梗死范围 [采用美国国家卫生研究院卒中量表(NIHSS)评分综合评估],现推测梗死范围的大小与出血转化风险相关。因此,对于梗死范围较小或中等的病情稳定患者,入院后不久即可开始 OAC 治疗(24 h 后),且转化为出血性卒中的风险极低。但对于梗死范围较大、有症状性出血转化或高血压控制不良的患者,通常推荐暂停抗凝治疗 2 周。

《2020 ESC/EACTS 房颤的诊断与管理指南》推荐急性缺血性卒中发生后 4～14 d 患者可以恢复抗凝治疗,但推荐使用 DOAC,而不是维生素 K 拮抗剂。医生可根据 NIHSS 评分采取"1-3-6-12"的原则,即推荐:短暂性脑缺血发作后 1 d 可考虑重启抗凝治疗,轻度卒中(NIHSS 评分<8 分)可考虑在急性缺血事件发生至少 3 d 后重启抗凝治疗,中度卒中(NIHSS 评分为 8～15 分)可考虑在急性缺血事件发生至少 6 d 后重启抗凝治疗 [第 6 天通过计算机体层成像(CT)/磁共振成像(MRI)评估出血风险],重度卒中(NIHSS 评分≥16 分)可考虑在急性缺血事件发生至少 12 d 后重启抗凝治疗(第 12 天通过 CT/MRI 评估出血风险)。对于部分患者,医生可

以在"1-3-6-12"原则的基础上，再结合表5-1的临床因素，个体化评估其是否需要提前或延迟启动使用OAC的时间。

表5-1 提前或延迟使用OAC起始治疗时间的临床影响因素

有利于OAC提前的因素	不利于OAC提前的因素
低NIHSS评分（<8分）	高NIHSS评分（≥8分）
小/无脑梗死，高复发风险	大/中度脑梗死
无须经皮内镜引导下胃造口术	需要经皮内镜引导下胃造口术
无须颈动脉手术	需要颈动脉手术
无出血转化，临床情况稳定，年轻患者	出血转化，临床情况不稳定，老年患者
已达到血压控制	未达到血压控制

另外，对于伴有房颤的急性脑卒中患者，早期使用肝素治疗似乎弊大于利。多项研究提示，上述患者在急性缺血性卒中后48 h使用普通肝素、低分子肝素、肝素类似物，会增加发生症状性颅内出血（ICH）的风险，且不能显著降低缺血性卒中的复发风险，故不建议使用普通肝素、低分子肝素进行早期的抗凝治疗（<48 h）。

54 房颤患者发生颅内出血该如何启动和调整抗栓方案？

房颤患者若发生颅内出血，开始口服抗凝药物的时间可以参考《2020 ESC/EACTS房颤的诊断与管理指南》的建议：若患者的卒中风险评分提示高危，但发生了创伤相关的颅内出血或急性自发性颅内出血（包括硬膜下出血、蛛网膜下腔出血、脑内出血），应该仔细评估风险与获益，（重新）启动抗凝治疗的时间主治医生应与神经科／卒中专家讨论，若需要抗凝治疗，推荐 DOAC 优于维生素 K 拮抗剂。关键是颅内出血的病因诊断，医生要分析能否纠正、祛除导致本次颅内出血的病因，如果评估发现颅内出血的病因可逆、出血的风险因素可纠正，可以在颅内出血发生后 2～4 周启动 OAC，这个时间建议比既往相关指南的建议（如 4～8 周）是更积极的；如果颅内出血的病因不可逆、出血的风险因素不可纠正，可以选择左心耳封堵术。《2018 EHRA 房颤患者应用非维生素 K 拮抗口服抗凝药物实践指导》总结了在患者发生颅内出血后倾向于不支持恢复抗凝治疗的因素（图 5-1），可以帮助医生临床判断是否要恢复抗凝治疗。

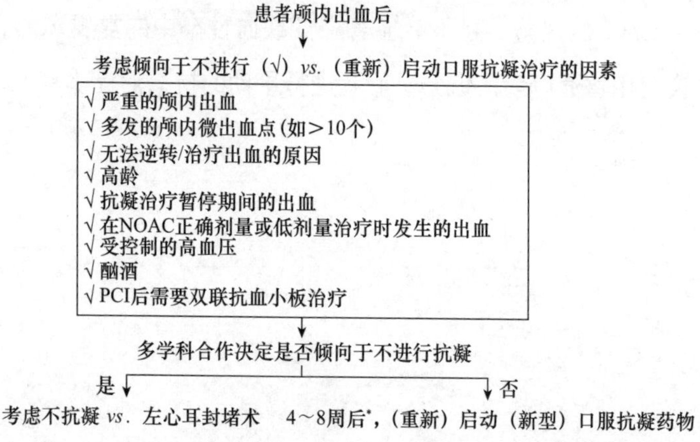

患者颅内出血后
↓
考虑倾向于不进行（√）vs.（重新）启动口服抗凝治疗的因素

√ 严重的颅内出血
√ 多发的颅内微出血点（如＞10 个）
√ 无法逆转／治疗出血的原因
√ 高龄
√ 抗凝治疗暂停期间的出血
√ 在 NOAC 正确剂量或低剂量治疗时发生的出血
√ 受控制的高血压
√ 酗酒
√ PCI 后需要双联抗血小板治疗

多学科合作决定是否倾向于不进行抗凝

是 ↙   ↘ 否

考虑不抗凝 vs. 左心耳封堵术　　　4～8 周后*，（重新）启动（新型）口服抗凝药物

图 5-1　《2018 EHRA 房颤患者应用非维生素 K 拮抗口服抗凝药物实践指导》中颅内出血后抗凝治疗药物的（重新）启动建议

注：*. 启动抗凝前建议进行 CT/MRI；NOAC，非维生素 K 拮抗口服抗凝药物；PCI，经皮冠状动脉介入治疗

55 | 房颤患者发生急性缺血性卒中，从中断抗凝治疗后到重启抗凝治疗前，是否需要抗血小板治疗过渡？

针对国际卒中研究和中国急性缺血性卒中研究的综合分析表明（分别约有 16% 和 7% 合并房颤），使用阿司匹林治疗急性缺血性卒中，在最初几周内可使每 1000 例患者减少 11 例非致死性卒中或死亡，但也引起了约 2 例出血性卒中。因此，每 1000 例早期治疗的患者可避免约 9 例非致死性卒中或死亡，且无论患者有无房颤，这些效应是相似的。因此，房颤合并急性缺血性卒中患者在发病后早期使用阿司匹林过渡是可以的，且发生出血性卒中的风险可能与非房颤病因的缺血性卒中患者相似。《中国急性缺血性脑卒中诊治指南 2018》推荐急性缺血性卒中患者早期（发病 24 h 内）可以应用阿司匹林，但急性期后若继续单独应用抗血小板药物，可能不足以有效预防卒中复发。若患者有长期口服抗凝药物的禁忌，可以考虑接受左心耳封堵术。

56 房颤合并急性缺血性卒中患者发生出血转化，对抗栓策略有什么影响？应该如何调整？

对于这种情况，需要区分是无症状性出血转化还是症状性出血转化，主要基于有无神经功能缺损加重。缺血性卒中后出血转化的发生率为 8.5%～30.0%，其中症状性出血占 1.5%～5.0%，故多数情况属于无症状性出血转化。根据 ECASS Ⅱ 研究，症状性出血转化的定义为：提示临床加重的表现（如嗜睡、偏瘫加重等）或 NIHSS 评分增加≥4 分、颅脑 CT 发现有出血灶。

有研究显示，无症状性出血转化的预后与无出血转化相比并无差异，目前对无症状性出血转化者尚无特殊的治疗建议。对于溶栓 24 h 内发生的无症状血肿型出血转化，特别是有凝血障碍的患者，可以考虑予以纠正凝血障碍的药物治疗。

对于症状性出血转化，建议：

（1）溶栓后症状性出血转化：对溶栓后 24 h 内症状性出血转化的管理包括停用重组组织型纤溶酶原激活剂（rt-PA）、急诊行颅脑 CT、完善血常规和凝血检查，必要时可考虑辅助使用冷沉淀、纤维蛋白原、抗纤维蛋白溶解剂（凝血酸或氨基己酸）等对症处理。

（2）抗栓（抗凝或抗血小板）治疗相关症状性出血转化：停用抗栓（抗血小板、抗凝）治疗的药物；对于抗血小板相关症状性出血转化，必要时可静脉输注血小板；对于华法林相关症状性出血转化，必要时可根据实际条件静脉应用维生素 K、新鲜冷冻血浆及凝血酶原复合物；对于 DOAC（达比加群、阿哌沙班、利伐沙班）相关出血，应评估是否存在可纠正的出血风险因素，如适应证掌握是否恰当、剂量是否合适、血压是否控制、是否不恰当联合应用抗血小板药物等；特殊处理可考虑静脉输注血小板、冷冻血浆、凝血酶，必要时可根据实际条件应用凝血酶原复合物或特异性拮抗剂。

（3）恢复治疗的时间：对于需要抗栓治疗的患者，可于症状性出血转化病情稳定后 10 d 或数周后开始抗凝治疗，但应权衡利弊；对于再发血栓风险相对较低或全身情况较差且出血风险高者，可考虑暂停使用抗凝药物并定期重新评估栓塞风险和出血风险。如果患者是由于临床不可控制或纠正的因素导致出血转化，且属于长期抗凝禁忌，可以选择左心耳封堵术。

57 | 房颤合并急性缺血性卒中（时间窗内）能否溶栓？

目前认为，超早期内（＜4.5 h）予以 rt-PA 静脉溶栓仍是急性缺血性卒中患者最有效的药物治疗手段，可以显著改善预后。但缺血性卒中患者起病时若正在接受口服抗凝药物治疗，则需要进一步评估。《急性缺血性卒中静脉溶栓中国卒中学会科学声明》

建议，对于既往服用华法林抗凝的患者，INR≤1.7时接受静脉溶栓可能是安全的。该声明在若干真实世界研究中得到验证，与国外主流指南的意见也保持一致。

对于正在服用DOAC的患者，目前各指南的主流意见倾向于在溶栓前距离DOAC末次给药>48 h可考虑静脉溶栓。有条件的医学中心可以检测患者的DOAC血浆浓度或使用特异性拮抗剂（图5-2），以帮助医生决定是否可以在DOAC末次给药48 h

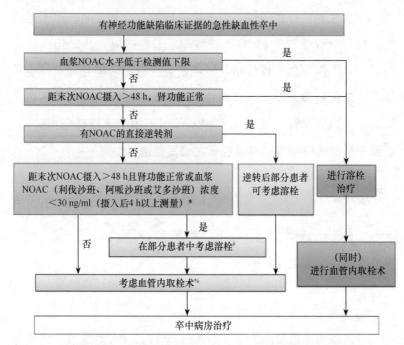

图5-2 《2018 EHRA房颤患者应用非维生素K拮抗口服抗凝药物实践指导》中房颤合并急性缺血性卒中患者的急性期管理

注：NOAC，非维生素K拮抗口服抗凝药物。*. 根据相关专家共识；#. 根据其说明书，只有在没有其他静脉内应用重组组织型纤溶酶原激活物禁忌证时才进行全身溶栓；%. 只有在存在靶器官闭塞及当前的证据表明符合手术适应证且手术可行的情况下才进行血管内取栓术

内予以静脉溶栓，静脉溶栓风险高的患者可以考虑介入取栓治疗。

延伸阅读

关于 DOAC 末次给药 48 h 内溶栓的风险，目前的资料有限。2020 年发表的一项系统综述基于 6 项研究分析了 52 823 例急性缺血性卒中患者，其中起病前接受 DOAC 治疗的患者有 366 例，接受华法林治疗的患者有 2133 例，未接受抗凝治疗的患者有 50 324 例，主要评估 DOAC 末次给药 48 h 内仍接受溶栓治疗的患者较华法林组（INR<1.7）或无抗凝组是否显著增加颅内出血的风险。结果提示，DOAC 组（末次给药<48 h）与华法林组（INR<1.7）比较，2 组颅内出血的风险相当（$OR=0.53$, 95%CI: 0.18～1.52）；DOAC 组（末次给药<48 h）与未抗凝组比较，2 组均不显著增加颅内出血的风险（$OR=1.23$, 95%CI: 0.46～3.31）。该研究同时评估了颅内出血起病时使用或未使用特异性拮抗剂对临床结局（包括出血转化、症状性出血转化及全因死亡）的影响，结果显示，2 组无显著统计学差异。综上所述，使用 DOAC 治疗的患者如果末次给药<48 h 接受溶栓治疗，尽管有限的资料提示颅内出血的风险可能与华法林抗凝（INR<1.7）时相当或更低，但因尚缺少充分的证据，目前仍将其定义为溶栓治疗的相对禁忌。对于急性缺血性卒中且有溶栓指征的患者，保守建议 DOAC 末次给药>48 h 才考虑溶栓，或选择相对更安全的血管内取栓治疗。

58 | 房颤合并急性缺血性卒中，静脉溶栓后何时考虑启动抗凝治疗？

关于静脉溶栓后抗凝治疗启动的时间尚无确切的推荐。《2019 AHA/ASA 急性缺血性卒中患者早期治疗指南》指出，rt-PA 静脉溶栓（有或无机械取栓术）后的最初 24 h 内，抗血栓治疗的风险尚不确定。

临床可以借鉴"1-3-6-12"原则，即主要以 NIHSS 评分来判断恢复抗凝治疗的时间，必要时结合影响启动时间的临床因素共同决定。如果急性缺血性卒中患者经溶栓治疗后病情缓解，NIHSS 评分可能也随之降低，那么溶栓后抗凝治疗的启动时间则应该以新的 NIHSS 评分结果为指导。反之，溶栓后如果患者病情加重，甚至并发颅内出血，则需要重新评估病情；抗凝治疗的启动时间则需要参考问题 54 中颅内出血后的抗凝建议。

因此，房颤合并急性缺血性卒中患者如果有溶栓指征，在溶栓（没有并发颅内出血或出血转化）24 h 后，可以考虑行抗血小板治疗过渡。至于启动抗凝治疗的时间，可以结合溶栓后重新评估的 NIHSS 评分和临床因素综合评估（建议在启动抗凝治疗前复查颅脑 CT）。

59

颅脑磁共振成像（MRI）发现的微出血灶对评估是否进行抗凝治疗有无临床意义？

目前认为，颅脑 MRI 发现的微出血灶对于指导抗凝治疗具有一定意义。与基线期影像学上无微出血灶的患者相比，存在颅内微出血灶的患者抗凝治疗后出血性卒中的风险显著增加。《2019 AHA/ASA 急性缺血性卒中患者早期治疗指南》推荐，如果之前的 MRI 提示颅内微出血灶为 1～10 个，使用 rt-PA 以静脉溶栓是合理的。但是，如果 MRI 提示颅内微出血灶>10 个，那么使用 rt-PA 溶栓可能会导致症状性颅内出血的风险增加，治疗获益尚不确切。

延伸阅读

一项探讨颅内微出血灶与抗凝相关出血性卒中关系的荟萃分析纳入 8 个医学中心共 1552 例房颤伴卒中接受抗凝治疗的患者。结果显示，与无颅内微出血灶的患者相比，基线存在颅内微出血灶（$OR=2.68$，95%CI：1.19～6.01，$P=0.017$）及存在≥5 个颅内微出血灶（$OR=5.50$，95%CI：2.07～14.66，$P=0.001$）的患者抗凝治疗相关年出血性卒中风险均显著增加。进一步针对颅内微出血灶的分布进行分析，发现仅局限脑叶的微出血灶与出血风险增加相关（$OR=2.88$，$95\%CI$：$1.14\sim7.23$，$P=0.025$），深部颅内微出血灶与抗凝后出血性卒中的发生无显著相关性，提示临床上多发局限于脑叶的微出血灶患者抗凝治疗的出血风险高，值得关注。

第6章 肝肾功能对口服抗凝药物的影响

60 DOAC 的代谢途径是什么？肾功能不全对 DOAC 的影响和剂量选择是什么？

不同 DOAC 的代谢途径不同：达比加群 20% 经肝脏代谢，80% 经肾脏代谢；利伐沙班 65% 经肝脏代谢，35% 经肾脏代谢；阿哌沙班 73% 经肝脏代谢，27% 经肾脏代谢；艾多沙班 50% 经肝脏代谢，50% 经肾脏代谢。

肾功能不全会增加房颤患者的卒中风险、出血风险和死亡风险，也会影响 DOAC 的代谢。DOAC 在肾功能不全的患者中半衰期的变化不同，血药浓度也不同。因此，医生应根据患者肾功能的不同进行剂量调整（图 6-1）。

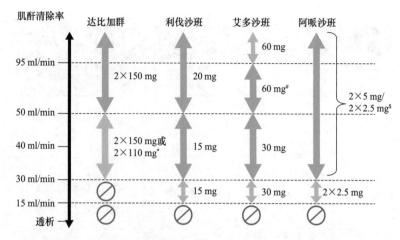

图 6-1 不同肌酐清除率下 DOAC 卒中预防剂量的调整建议

注：绿色箭头表示可使用；黄色箭头表示慎用（达比加群用于中度肾功能不全，FⅩa抑制剂用于重度肾功能不全，艾多沙班用于"超常规"肾功能及重度肾功能不全）；⊘表示禁用；*.高出血风险患者2×110 mg；#.可能适用其他剂量减量标准（体重<60 kg，伴随有效的P-gp抑制剂治疗）；$.满足下列3项中的2项使用2×2.5 mg［年龄≥80岁，体重≥60 kg，肌酐1.5 mg/dl（133 mmol/L）］

61

华法林基本不依赖肾脏清除，是否可以认为华法林用于肾功能减退患者一定优于 DOAC ？

一项 Meta 分析显示，DOAC 较华法林显著降低房颤合并慢性肾病患者的卒中或体循环栓塞风险。但所有评估 DOAC 用于房颤患者卒中预防的Ⅲ期临床研究均排除了肌酐清除率＜30 ml/min 的患者。因此，对于轻中度肾功能不全患者，现有的临床研究及《2019 AHA/ACC/HRS 房颤患者管理指南》均推荐 DOAC 不劣于或优于华法林抗凝治疗。一项回顾性队列研究显示，DOAC 与华法林相比，可能有更低的肾脏不良反应。此外，还有报道显示，华法林与抗凝相关的肾病有关，且促进血管钙化和肾功能下降。对于重度肾功能不全患者，DOAC 是否优于华法林还需要进一步探索。

62 终末期肾病或透析患者是否可以应用 DOAC？

　　一项来自美国数据库的研究提示，透析的房颤患者接受 DOAC 治疗后，发生卒中或体循环栓塞的风险与华法林相当，但大出血风险显著降低。《2019 AHA/ACC/HRS 房颤患者管理指南》推荐对于 CHA_2DS_2-VASc 评分≥2 分的男性房颤患者和≥3 分的女性房颤患者，如果合并终末期肾病 [肌酐清除率（CrCl）< 15 ml/min] 或正在进行透析，使用华法林（INR 2.0～3.0）或阿哌沙班进行抗凝治疗可能是合理的。也有文献报道，在重症肾病或接受透析的房颤患者中，利伐沙班发生相关性大出血事件较华法林少。美国食品药品监督管理局（FDA）和欧洲药品管理局（EMA）均已批准 CrCl 为 15～30 ml/min 的患者减量使用利伐沙班、阿哌沙班及艾多沙班。美国 FDA 还批准阿哌沙班和利

伐沙班用于 CrCl＜15 ml/min 的患者和透析患者。但目前 DOAC 均未在中国国家药品监督管理局和 EMA 获批用于 CrCl＜15 ml/min 的患者和透析患者，建议医生仍依据药物说明书给药。

63 DOAC 是否可以经透析清除？透析能否作为应对 DOAC 所致出血的措施？

达比加群可经透析清除，但Ⅹa 因子抑制剂因为血浆蛋白结合率高，无法通过透析清除。因此，如果是应对达比加群相关的大出血，可考虑透析，可能有用，但缺乏临床证据。其余不能被透析清除的 DOAC，可考虑使用活性炭或凝血酶原复合物等处理。

64 接受 DOAC 治疗，选择血肌酐、肾小球滤过率或肌酐清除率中哪项指标能更好地评估肾功能？

患者在准备接受或正在接受 DOAC 治疗时，更适合选择肌酐清除率评估肾功能，因为肌酐清除率较血肌酐增加了体重、年龄等因素，能更准确、灵敏地反映肾功能。根据肌酐清除率的不同，DOAC 的使用剂量也不同（见图 6-1）。

65 肝功能如何影响 DOAC ？肝功能损伤患者能否使用抗凝药物？如何评估？

肝脏合成大多数凝血因子、凝血抑制因子、部分纤溶系统成分等，肝功能对维持机体的凝血功能和抗凝功能至关重要。目前批准的 DOAC 在一定程度上经肝脏代谢，肝功能受损可能导致血药浓度改变，使体内药物的暴露水平增加，导致出血风险升高，打破患者的凝血 / 出血平衡。因此，房颤合并肝功能不全患者的最佳抗凝方案尚不明确，口服抗凝药物期间需要密切监测。

肝功能不全合并房颤患者的抗凝治疗尚缺乏高质量的研究证据，医生可以依据药物说明书或相关指南的推荐来制定口服抗凝药物的给药方案。在已确诊肝病或有肝病风险的患者中，在给药前应进行肝功能、血小板计数及凝血功能等检查，同时在治疗期间应持续监测。患者如果有严重的血小板减少（血小板计数在50 000～70 000/μl），应避免进行抗凝治疗。对于近期出现大出血并发症的患者，抗凝决策应个体化。

在大多数轻度肝损伤（A 级）患者中，尽管华法林是传统的治疗药物，但 DOAC 也被认为是替代药物之一，医生应根据Child-Pugh 评分分级（表 6-1）给予抗凝药物（表 6-2）。对于中度肝损伤（B 级）患者，当其不适用华法林时，可考虑慎用阿哌沙班、达比加群或依度沙班。对于重度肝损伤（C级）患者，华法林是唯一可使用的药物。

表 6-1　肝功能的 Child-Pugh 评分

参数	1 分	2 分	3 分
脑病	无	1～2 级（药物抑制）	3～4 级（难治 / 慢性）
腹水	无	轻度（利尿药有反应）	中重度（利尿药抵抗型）
胆红素（μmol/L）	<34	34～50	>50
白蛋白（g/L）	>35	28～35	<28
国际标准化比值（INR）	<1.70	1.71～2.30	>2.30

表 6-2　肝硬化患者的抗凝药物及其剂量

Child-Pugh 分级	达比加群	阿哌沙班	艾多沙班	利伐沙班
A 级（5～6 分）	无须减量	无须减量	无须减量	无须减量
B 级（7～9 分）	慎用	慎用	慎用	禁忌
C 级（10～15 分）	禁忌	禁忌	禁忌	禁忌

心房颤动患者卒中预防 100 问

第 7 章 房颤患者抗凝治疗的合理用药

66 哪些进行抗凝治疗的患者可常规联用质子泵抑制剂?

接受口服抗凝药物治疗且没有消化道疾病的患者不需要常规联合质子泵抑制剂（proton-pump inhibitor，PPI）预防消化道出血。合并消化道疾病、近期有消化道出血史、联合使用双联抗血小板药物或非甾体抗炎药时，患者可预防性应用 PPI。联合 PPI 预防消化道出血的临床证据主要来源于华法林联合抗血小板治疗。选择 DOAC 抗凝，PPI 预防消化道出血的证据尚不充分。

67

甲状腺功能亢进症合并房颤的患者经治疗后，甲状腺功能亢进症的症状缓解甚至恢复，激素水平正常，复查心电图提示窦性心律，是否需要继续进行抗凝治疗？

　　单纯甲状腺功能亢进症（简称甲亢）合并房颤的患者对甲亢进行积极、有效的治疗后，甲状腺的功能恢复正常，房颤可以消失。如果该类患者不合并其他房颤高危因素，且长期观察发现房颤无复发，心脏大小和功能正常，可以考虑暂停抗凝治疗。但如果该类患者合并其他房颤高危因素，如高龄、高血压、糖尿病、冠心病、心脏瓣膜病、心脏结构改变等，房颤的复发风险高，应依据 $CHA_2DS_2\text{-}VASc$ 评分来决定是否启动抗凝治疗。

68 利伐沙班、达比加群、艾多沙班用于房颤患者预防卒中的标准剂量和降低剂量的参考标准分别是什么？

DOAC 用于房颤患者的卒中预防不需要常规监测，也不需要依据凝血指标调整剂量，主要依据大型临床研究及相关指南的推荐选择恰当的治疗剂量，选择过高或过低的剂量都可能增加医疗风险。具体的推荐剂量及剂量调整方法见表 7-1。

表 7-1 常用 DOAC 用于房颤患者抗凝治疗的推荐剂量及剂量调整

项目	达比加群	利伐沙班	阿哌沙班	艾多沙班
标准剂量	150 mg，每天 2 次	20 mg，每天 1 次	5 mg，每天 2 次	60 mg，每天 1 次
低剂量减量使用	110 mg，每天 2 次	15 mg，每天 1 次	2.5 mg，每天 2 次	30 mg，每天 1 次 30 mg/15 mg，每天 1 次
减量指征	达比加群低剂量用于以下患者：①年龄≥80 岁；②合并使用维拉帕米；③出血风险增加的患者	CrCl 为 15~49 ml/min	至少符合 3 条标准中的 2 条：①年龄≥80 岁；②体重≤60 kg；③血清肌酐≥1.5 mg/dl（133 μmol/L）	符合任一项：①CrCl 30~50 ml/min；②体重≤60 kg；③同时使用维拉帕米、奎尼丁或决奈达隆
服药注意事项	胶囊不可拆分服用	与餐同服	国内未获批为房颤的适应证	谨慎用于 CrCl>95 ml/min 的患者

注：CrCl，肌酐清除率；阿哌沙班尚未被我国获批用于房颤患者的卒中预防

69 | 中国的房颤患者是否有必要降低 DOAC 的使用剂量?

对于 DOAC，相继完成的 Ⅲ 期研究（如 RE-LY 研究、ROCKET-AF 研究、ARIS-TOTLE 研究、ENGAGE AF-TIMI 48 研究）奠定了其用于房颤患者卒中预防相对于华法林的优势，而后续的亚洲亚组结果显示，DOAC 于减少卒中/全身性栓塞及严重出血方面的获益在各个人群中一致，亚洲人群未表现出特殊性。

虽然 DOAC 用于房颤患者卒中预防有明确的剂量推荐，但国内现阶段采用非推荐剂量（普遍是非适应证内降低剂量）的情况仍十分常见。以利伐沙班为例，说明书或相关指南建议患者的肌酐清除率（CrCl）处于 15～49 ml/min 时可减量至 15 mg 每天 1 次，但在临床中，正常或轻度肾功能不全患者采用利伐沙班 15 mg 甚至 10 mg 也时有见到。

那么不按推荐剂量用药会有什么后果？一项基于韩国国立健康保险数据库的研究分析了首次接受 OAC 的非瓣膜性房颤（NVAF）患者，所有患者要求有确切的 CrCl 信息记录，且要求 CrCl≥50 ml/min，平均年龄 67 岁。结果发现，利伐沙班 15 mg 每天 1 次用于普通房颤患者（非中度肾功能不全），相较于真实世界的华法林，仍具有良好的获益（显著减少缺血性卒中的发生率，且出血风险更低）；但在"复合事件率"方面，倾向于支持利伐沙班 20 mg 每天 1 次更优。另一项来自中国台湾的回顾性队列研究尝试回答利伐沙班 10 mg 每天 1 次在非中度肾功能不全 NVAF 患者中的表现，结果提示，利伐沙班 10 mg 每天 1 次用于 CrCl>50 ml/min 的患者，与推荐剂量相比较，未显著减少颅内出血风险，且显著增加缺血性卒中风险。还有若干真实世界的研究有类似的结局，整体倾向于不支持更低剂量（10 mg 每天 1 次）的利伐沙班用于正常或轻度肾功能不全的房颤患者，即使是个体化考虑，也建议在利伐沙班 20 mg 和 15 mg 之间斟酌，10 mg 或许只是个别极端情况下作为"过渡"的选择。

综上所述，可以认为中国的房颤患者在服用 DOAC 时无须常规降低剂量。因为超适应证降低使用剂量，或可增加栓塞事件的风险，且未显著减少出血事件的风险。

70 | 如何从华法林转换为 DOAC？

DOAC 在房颤患者卒中预防的有效性、安全性等方面优于华法林，国内外相关指南也一致推荐选择 DOAC（除外二尖瓣中重度狭窄或机械瓣置换术后）。对于已经使用华法林的患者，可以继续使用，也可以换用 DOAC。如果患者的 INR 不达标（ESC/EACTS 指南要求 TTR>70%，中国指南要求 TTR>65%），或服药和监测依从性有问题、担心颅内出血风险、需要联合使用抗血小板药物等，都建议换用 DOAC。

　　房颤患者在准备将华法林改为 DOAC 时，必须先检查 INR。若 INR＜2.0，患者停用华法林后可立即换用 DOAC；如果 INR 为 2.0～2.5，患者停用华法林后第 2 天开始服用 DOAC；如果 INR＞2.5，患者停用华法林后继续监测 INR 的变化，待 INR＜2.5 后按上述办法换用抗凝药物，具体见图 7-1。

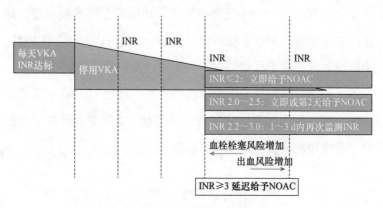

图 7-1　华法林换为 DOAC 的建议

　　注：VKA，维生素 K 拮抗剂；INR，国际标准化比值；NOAC，非维生素 K 拮抗口服抗凝药物

71 | 如何将 DOAC 转换为其他抗凝药物（华法林或低分子肝素）？是否需要桥接？

　　当房颤患者将 DOAC 转换为华法林时，应将 DOAC 与华法林联用，直至 INR 达到目标范围。联用期间监测 INR 的时间应在下一次 DOAC 给药之前。DOAC 停用 24 h 后需要再次监测 INR，确保华法林达到目标强度。换药后的 1 个月内要密切监测以确保 INR 稳定（至少 3 次 INR 在 2.0～3.0）。

当 DOAC 转换为低分子肝素时，预计在下一次 DOAC 给药时直接转换为低分子肝素。

72 | 如何在 DOAC 之间进行药物转换?

在患者治疗失败或出现不良反应时，可能需要换用不同的 DOAC。在下一次服药时（间隔 12～24 h），可直接开始服用另一种 DOAC。

73 | 如何将抗血小板药物如阿司匹林、氯吡格雷转换为 DOAC? 是否需要停药?

房颤患者不正确地选择单用或双联抗血小板治疗预防卒中在临床中比较常见。对于缺血性卒中后早期接受抗血小板药物治疗的患者，应依据 NIHSS 评分尽早启动抗凝治疗。对于接受抗血小板药物（如阿司匹林、氯吡格雷）治疗预防卒中/栓塞的患者，需要换用 DOAC 时，可直接停用抗血小板药物，启用 DOAC。房颤患者在长期的抗凝管理中一般不联合抗血小板药物治疗，除非合并 ACS 或 PCI。

74 │ 使用 DOAC 时为何不需要常规监测凝血指标？

目前，常用的 DOAC 包括：①直接凝血酶抑制剂，代表药物为达比加群；②直接 X a 因子抑制剂，代表药物为利伐沙班、艾多沙班及阿哌沙班。

大多数情况下，上述 DOAC 均有良好的药代动力学特性，如吸收迅速、生物利用度较高、受性别或体重等因素影响小、药物剂量与疗效有可预测的线性关系、轻度肝肾功能异常不影响药物代谢和疗效等。临床常用的 DOAC 的Ⅲ期临床研究均已提供了明确的用药剂量和方法，并验证了各种抗凝方案的有效性和安全性。此外，常规凝血检验［包括凝血酶原时间（PT）、活化部分凝血活酶时间（APTT）及凝血酶时间（TT）］不能准确评估 DOAC 的抗凝效应。因此，在适应证范围内，服用推荐剂量的 DOAC 并不需要常规监测凝血指标，也不需要随着实验室凝血指标的变化调整

DAOC 的使用剂量及服用间隔时间等，但需要定期监测肝肾功能等，主要依据肝肾功能的变化及出血风险等调整用药剂量，DOAC的剂量选择可参考表 3–2 和表 7–1。

75 使用 DOAC 治疗期间，什么情况下需要检测凝血指标？

DOAC 不需要常规监测凝血功能，但在一些紧急或特殊情况下，如果实验室检查能对抗凝治疗的效果进行评估，将对医生做出临床决策有一定帮助。具体如下。

（1）面临紧急情况，如急性出血、准备行急诊手术或急诊侵入性操作（硬膜外麻醉等）、准备启动溶栓治疗、发生急性缺血性卒中或怀疑 DOAC 过量等，可做常规凝血检查，辅助医生判断患者近期服用 DOAC 的情况（粗略定性），如果需要定量、准确地分析 DOAC 的抗凝强度，则需要考虑特殊的检查方法（参考问题 76）。

（2）择期手术前，一般推荐提前暂停使用 DOAC，待 DOAC 在体内清除、凝血功能恢复至基线水平后再进行，故在择期手术前常规检测 DOAC 的抗凝强度是没有必要的。DOAC 在体内清除的时间主要取决于药物的半衰期、最后一剂的服用时间及患者的肝肾功能等。若医生不清楚患者服用最后一剂 DOAC 的时间，或担心因合并用药和肝肾功能而影响药物清除等情况，采用定量方法评估 DOAC 的抗凝强度是合理的，但目前缺乏足够的临床证据支持任何一种凝血化验界值来指导急诊或择期手术的时机。

（3）患者长期服用 DOAC 时，预期的 DOAC 血药浓度，即在临床研究中观察到的有效血药浓度范围，可以参考表 7-2。尚无研究显示房颤患者在长期使用 DOAC 期间，通过测定 DOAC 的血药浓度和依据凝血指标调整 DOAC 的剂量可减少出血或血栓栓塞风险。例如，在 DOAC 血药浓度超出预期血药浓度时减少药量，在 DOAC 血药浓度低于预期血药浓度时增加药量。因此，临床不建议常规监测 DOAC 的血药浓度，也不建议据此调整 DOAC 的服药剂量。对于合并多个影响某种 DOAC 药代动力学因素（如严重超重、尚未控制的癌症患者在接受抗癌治疗和与 DOAC 存在不明或未知药代动力学相互作用的抗癌药物）的患者，这种情况并不常见，为确保 DOAC 的血药浓度在"治疗范围"内，监测 DOAC 的血药浓度以确保抗凝治疗的有效性和安全性在理论上是一个合理的策略，需要注意峰值或谷值所取样本应参考不同的"治疗浓度"范围（表 7-2）。实际上，多数临床医学中心尚没有条件支持检测 DOAC 的血药浓度，故在这些特殊的情况下，可以选择将 DOAC 换回华法林，通过监测 INR 评估抗凝强度。

（4）通常，超重（＞120 kg）和低体重（＜50 kg）患者未被纳入 DOAC 的临床研究，这些患者如何服用 DOAC 是一个尚不确定的问题。这些患者在接受 DOAC 治疗时，可考虑监测 DOAC 的血药浓度，一般监测谷浓度（下一次服药前的血药浓度）。

表 7-2　接受 DOAC 治疗患者的预期血药浓度范围

	达比加群	利伐沙班	艾多沙班	阿哌沙班
房颤患者服用 DOAC 预期的血药浓度（达比加群基于 dTT/ECA 检测，Xa 因子抑制剂基于抗 Xa 活性检测）				
标准剂量下预期血药峰浓度（ng/ml）	64～443	184～343	91～321	69～321
标准剂量下预期血药谷浓度（ng/ml）	31～225	12～137	31～230	34～230

注：dTT，稀释的凝血酶时间；ECA，蝰蛇毒显色化验

76 　华法林监测和 DOAC 监测，关注点有何不同？

　　华法林属于维生素 K 拮抗剂，其作用机制为拮抗维生素 K 依赖的凝血因子（主要是 Ⅱ 因子、Ⅶ 因子、Ⅸ 因子及 Ⅹ 因子）在肝脏的合成，从而延长凝血时间。其中，以外源性凝血通路延长最明显，理论上医生可以通过监测 PT 来评估华法林的抗凝强度，但 PT 在检测过程中受多种因素影响，不能直接比较。为了排除这些因素的影响，基于检测的 PT 值计算出对应的 INR 是目前监测华法林抗凝强度简单、有效的方法。房颤患者接受华法林抗凝治疗时，目标的 INR 为 2.0～3.0 或更高。但除监测 INR 外，医生还需要关注华法林在治疗过程中的 TTR。临床研究和相关指

南要求房颤患者接受华法林抗凝治疗时，至少应该维持TTR>65%，即连续10次监测INR，至少6次以上在目标范围内。

量化评估DOAC的抗凝效应可通过定量检测DOAC的血药浓度实现。监测评估Ⅹa因子抑制剂的血药浓度可选择抗Ⅹa因子显色检验。评估达比加群的血药浓度可考虑稀释的凝血酶时间（dTT）检测和蝰蛇毒显色化验（ECA），这2种方法可较准确地用于DOAC药物浓度的测定和抗凝强度的监测。临床研究中，液相色谱－质谱联用技术（HPLC/MS）也可测定DOAC的血药浓度。

77 | 使用 DOAC 治疗期间，解读凝血报告时，需要注意哪些方面？

（1）直接凝血酶抑制剂（达比加群）：APTT 检测可以提供达比加群的体内水平和抗凝活性的定性评估。达比加群的血药浓度和 APTT 值呈曲线性相关。APTT 的检测值在正常范围时不能排除达比加群的血药浓度在"治疗范围"内，但可以排除达比加群的血药浓度超出"治疗范围"。达比加群在临床剂量血药浓度下对 PT 和 INR 的影响很小。因此，PT 和 INR 不适用于达比加群抗凝活性的定性评估。TT 对于达比加群的作用非常敏感。如果 TT 完全正常，说明患者未接受达比加群治疗或体内达比加群的疗效已经基本消失。在服用治疗剂量的达比加群时，TT 的检测结果经常高出检测上限。达比加群能以曲线方式延长 ACT，这与达比加群对 APTT 的影响一致。

（2）Xa 因子抑制剂（利伐沙班、阿哌沙班及艾多沙班）：不同的 Xa 因子抑制剂对 PT 和 APTT 的影响不同。Xa 因子抑制剂延长 APTT 的能力较弱，且检测变异性大，低药物浓度时结果互相矛盾，故 APTT 不能对 Xa 因子抑制剂的抗凝疗效评估提供任何有意义的参考。阿哌沙班、艾多沙班及利伐沙班与 ACT 存在较小的剂量依赖关系。尽管 Xa 因子抑制剂能浓度依赖性地延长 PT，但对 PT 的影响依赖于检测方法和 Xa 因子抑制剂本身。此外，PT 检测并非特异性的检测方法，易受很多其他因素的影响（如肝损害、维生素 K 缺乏）。对于阿哌沙班，PT 不能定性评估其抗凝作用。对于利伐沙班，不同 PT 试剂的敏感性差异很大，但 PT 检测还是能提供一些信息。PT 检测对艾多沙班的定性评估价值更小。如果医生准备在临床采用 PT 定性评估 Xa 因子抑制剂的抗凝活性，应该先了解自己单位所选用的 PT 检测方法及检测试剂，评估相应 PT 检测试剂用于评估 Xa 因子抑制剂抗凝活性的敏感性。值得注意的是，将 PT 转换为 INR 并未校正变异，甚至使变异增大。INR（尤其床边 INR 检测）对于 Xa 因子抑制剂抗凝活性的评估是不可靠的。值得强调的是，医生如果准备将一种 Xa 因子抑制剂转换为华法林时，DOAC 所致的 PT 和 INR 延长常令人误解，转换过程需要谨慎、认真地实施，通常建议：①重叠使用华法林及 DOAC 时，INR 应该在下次服用 DOAC 前测量；②在停用 DOAC 的早期，重新测量 INR（反映单独使用华法林治疗的抗凝强度）以确保充分的抗凝治疗。同时，医生应在患者单独使用华法林的最初 1 个月内密切监测 INR 直到其稳定（如连续 3 次 INR 为 2.0～3.0 ）。

DOAC 对常规凝血检验的预期影响见表 7-3。

表 7-3　接受 DOAC 治疗的患者的常规凝血检测结果

凝血检验指标	达比加群	利伐沙班	艾多沙班	阿哌沙班
PT	↑	↑↑（↑）	↑（↑）	（↑）
APTT	↑↑（↑）	↑	↑	（↑）
ACT	↑（↑）	↑	↑	↑
TT	↑↑↑↑	–	–	–

注："–" 表示无；PT，凝血酶原时间；APTT，活化部分凝血活酶时间；ACT，活化凝血时间；TT，凝血酶时间

78 凝血参数如 PT、INR、APTT 及 TT 等显著延长或报危急值（患者未出血），是否与出血风险增加有关？是否提示需要中断抗凝治疗或降低 DOAC 的使用剂量？

根据前面几个问题分析，常规凝血检测包括 PT、APTT 及 TT 等，对 DOAC 抗凝活性的评估价值是有限的。患者在服用推荐剂量的 DOAC 期间，如果 PT、APTT 或 TT 显著延长或报危急值，

而患者无出血表现，并不预示着出血风险增加，也不需要中断抗凝治疗或降低 DOAC 的使用剂量。

79 抗 Xa 活性检测常用于指导低分子肝素的剂量调整，能否借鉴并用于 DOAC（如利伐沙班、艾多沙班）的检测？

这种情况可以借鉴，但是必须基于口服的 Xa 因子抑制剂做敏感性测试和校准，直接将检测低分子肝素抗 Xa 活性的试剂用于利伐沙班、艾多沙班等口服 Xa 因子抑制剂是不可取的。

有多项研究评估了利伐沙班对抗 Xa 活性的影响。利伐沙班校正的显色抗 Xa 活性测定在较宽的利伐沙班浓度范围内（0～755 ng/ml）呈线性关系（r^2：0.95～1.00）。当用普通肝素（r^2：0.90～0.99）或低分子肝素（r^2：250.92～0.98）校准检测时，利伐沙班和抗 Xa 活性之间的线性相关性略低。有些测定在低浓度和（或）高浓度时表现出可变性，在定量上限和下限时准确性降低。大多数研究表明，抗 Xa 活性与阿哌沙班的浓度呈线性关系，但在低浓度（15～50 ng/ml）时，抗 Xa 活性与阿哌沙班浓度的相关性可能较低。抗 Xa 活性与艾多沙班的水平呈剂量依赖性线性增加。低剂量艾多沙班可检测到抗 Xa 活性，但当艾多沙班的浓度＞200 ng/ml 时，敏感性和特异性降低。

值得注意的是，即使抗Xa活性的测定结果显示低于或高于预期的浓度范围或在预期的浓度范围内，也仅有辅助意义，不能直接决定患者是否停药或减量，必须结合患者的临床表现判断。

80 DOAC是否存在肝素诱导血小板减少症（HIT）的不良反应？对于低分子肝素诱发的HIT，能否换用DOAC治疗？

DOAC没有HIT的不良反应。体外研究显示，DOAC不与HIT抗体产生交叉反应，不与血小板因子4（PF4）及PF4-肝素发生相互作用，故DOAC不会诱导HIT的发生。

《2012美国胸内科医师协会（American College of Chest Physicians，ACCP）抗栓治疗和血栓形成预防临床实践指南（第9版）》和《2018美国血液病学会（American Society of Hematology，ASH）静脉血栓栓塞管理指南：肝素诱导的血小板减少症》建议，在临床怀疑HIT时停止使用所有含普通肝素或低分子肝素的药物，但停止使用普通肝素或低分子肝素不足以预防血栓形成，故必须迅速开始非肝素肠胃外抗凝治疗。

《2018 ASH静脉血栓栓塞管理指南：肝素诱导的血小板减少症》推荐HIT患者在停用肝素后，可换用非肝素抗凝药物继续治疗，包括阿加曲班、比伐卢定、达那肝素钠、磺达甘癸钠或

DOAC，但 DOAC 仅适用于临床稳定且出血风险等于或低于平均水平的情况，因为临床非常缺少 DOAC 的经验和证据。《2019 澳大利亚和新西兰血栓与止血学会（Thrombosis and Haemostasis Society of Australia and New Zealand，THANZ）肝素诱发血小板减少症的诊断和管理共识声明》推荐治疗剂量的达那肝素钠、阿加曲班、磺达甘癸钠及比伐卢定用于 HIT 的治疗，而 DOAC 可以替代华法林用于血小板计数已经恢复的 HIT 患者。综上所述，DOAC 不会导致 HIT，但因为缺少临床经验和证据，保守建议在患者临床情况稳定、血小板计数恢复正常后再进行 DOAC 治疗。

81 华法林常见的药物间相互作用有哪些？哪些是绝对的配伍禁忌？

华法林在人体内的代谢受药物、食物等影响。表 7-4 列出了影响华法林代谢的常见药物，当华法林与这些药物合并使用时，需要特别注意剂量调整及凝血指标监测。

表 7-4 影响华法林代谢的药物

禁忌合用	巴曲酶、伊马替尼、阿瑞吡坦、巯嘌呤、司可巴比妥钠、美沙拉嗪、替奈普酶、奈韦拉平、链激酶、尿激酶等
不推荐合用	氯贝丁酯、苯磺唑酮、三氯乙磷酸、卡培他滨、阿替普酶、恩他卡朋、阿扎那韦、吉非贝齐、吉西他滨、咪康唑、曲格列酮、塞来昔布、多西环素、西沙

（待续）

不推荐合用	必利、左旋咪唑、胺碘酮、奥美拉唑、保泰松、吡罗昔康、别嘌醇、布洛芬、克拉霉素、非尔氨酯、萘丁美酮、氟康唑、复方新诺明、高血糖素、磺胺、磺吡酮、甲氯芬那酸、甲硝唑、左甲状腺素、精氨酸、卡尼汀、奎宁、诺氟沙星、流感病毒疫苗、氯贝丁酯、氯胍、氯霉素、莫雷西嗪、青霉素、舒林酸、双硫仑、水杨酸甲酯、水杨酸钠、他莫昔芬、酮康唑、酮洛芬、头孢孟多、西咪替丁、司坦唑醇、伊曲康唑、异烟肼、右甲状腺素等
谨慎合用	文拉法辛、米氮平、舍曲林、阿卡波糖、奎尼丁、新霉素、奥利司他、托特罗定、对乙酰氨基酚、氟尿嘧啶、曲马多、噻氯匹定、异环磷酰胺、洛伐他汀、干扰素、普萘洛尔、扎鲁司特、苯溴马隆、吡拉西坦、丙氧芬、二氟尼柳、氟伏沙明、雷莫替丁、美司钠、莫达非尼、奈替平、萘啶酸、萘普生、帕罗西汀、普罗帕酮、水合氯醛、酮咯酸、托美丁、维洛沙嗪、维生素E、丙酸睾酮、伊索昔康、吲哚美辛、格鲁米特、环磷酰胺、灰黄霉素、卡马西平、利福平、硫嘌呤、硫糖铝、曲唑酮、高剂量维生素C、维生素K、呋塞米、甲泼尼龙、炔诺酮等

延伸阅读

　　华法林主要在肝脏进行代谢，由肝药酶主导，有维生素K环氧化物还原酶复合体亚单位1（VKORC$_1$）和细胞色素P4502C9（CYP$_2$C$_9$）参与代谢的药物均能影响华法林的抗凝作用。据报道，62种药物会抑制CYP酶系统，占影响华法林抗凝作用机制的24.41%。华法林能使维生素K参与的凝血因子Ⅱ、Ⅶ、Ⅸ及Ⅹ在肝脏的合成减少，破坏氨基末端谷氨酸残基的γ羧化作用，使凝血因子长期保持前体状态，达到抗凝作用。还有45种药物能导致人体肠道菌群分布失衡，影响维生素K的吸收，占影响华法林抗凝作用机制的17.72%。华法林通过抑制维生素K依赖性凝血因子Ⅱ、Ⅶ、Ⅸ及Ⅹ的活化，达到抗凝作用，但对人体内血液中已经存在的凝血因子并无抵抗作用，不能作为体外抗凝药物使用，将体内有活性的凝血因子耗尽后才起效，但起效慢，不易控制，需要快速抗凝的患者应优先选择肝素类药物，发挥药效后再使用华法林维持治疗。对CYP酶有诱导或抑制作用的药物、食物、中草药等均与华法林存在相互作用。有研究发现，31种药物竞争性地与血浆蛋白结合，使游离状态的华法林增加，抗凝作用增强。还有研究报道，10种药物与华法林具有相互作用（双向性），如苯妥英钠，一方面作为CYP450酶诱导剂，与华法林联用时，加速华法林代谢，使抗凝作用减弱；另一方面，竞争性抑制华法林与血浆蛋白结合，使游离华法林的浓度增加，增强其抗凝作用，但有待于进一步研究。

据报道，196种药物与华法林合用后，可增强华法林的抗凝作用，占比77.17%；48种药物减弱华法林的抗凝作用，占比18.90%；而苯妥英钠、氯米帕明、甲巯咪唑、甲泼尼龙、泼尼松、炔雌醇、炔诺孕酮、环磷酰胺、奈韦拉平、特比萘芬，既可增强也可减弱华法林的抗凝作用，占比3.93%。

与华法林存在相互作用的药物主要集中在抗感染类药物、解热镇痛抗炎类药物、神经系统药物及心血管系统药物，分别占比21.12%、12.69%、10.77%、8.85%。这几类药物是老年患者的常用药物，医生及患者应重视。长期服用华法林的老年患者在合用这几类药物时应严密监测INR，同时根据药物增强或减弱华法林抗凝作用的结果，适当增加或减少华法林的使用剂量。

82 | DOAC 常见的药物间相互作用有哪些？哪些是绝对的配伍禁忌？

　　DOAC 的药物间相互作用远少于华法林，但仍有部分药物在与 DOAC 联用后可能导致严重不良反应的风险增加。当患者因基础疾病需要合并使用多种药物时，DOAC 仍是比华法林更好的抗凝选择。但当 DOAC 需要联合使用抗人类免疫缺陷病毒（human immunodeficiency virus，HIV）治疗时，抗心律失常药物若选择胺碘酮、决奈达隆或维拉帕米时，或联合使用克拉霉素、红霉素、利福平时，或联合使用抗真菌药物时，或联合使用抗肿瘤药物时，医生仍需要依据相关指南和说明书选择 DOAC，指导药物剂量的调整。现依据《2018 EHRA 房颤患者应用非维生素 K 拮抗口服抗凝药物实践指导》，给出 4 种常见 DOAC 的配伍建议，见表 7-5 至表 7-7。

表 7-5　药物相互作用和临床因素对 DOAC 血浆浓度［曲线下面积（AUC）］的影响

	途径	达比加群	阿哌沙班	艾多沙班	利伐沙班
P- 糖蛋白底物	是		是	是	是
CYP3A4 底物	否		是（约25%）	否（<4%）	是（约18%）
抗心律失常药物					

（待续）

	途径	达比加群	阿哌沙班	艾多沙班	利伐沙班
胺碘酮	中度竞争 P-糖蛋白	增加 12%～16%，据说明书[2]	无药代动力学数据[2/a]	增加 40%[2]	影响较小[2/a]
地高辛	竞争 P-糖蛋白	无影响[1]	无影响[1]	无影响[1]	无影响[1]
地尔硫䓬	竞争 P-糖蛋白并轻度抑制 CYP3A4	无影响[1]	增加 40%[2]	无相关数据[1]	无影响[1]
决奈达隆	竞争 P-糖蛋白并抑制 CYP3A4	增加 70%～100%（美国：CrCl 为 30～50 ml/min，75 mg 每天 2 次）[4]	无药代动力学及药效学数据表示慎用[2]	增加 85%[3/b]	中度影响（应该避免）[4]
奎尼丁	竞争 P-糖蛋白	增加 53%，据说明书[2]	无相关数据[2]	增加 77%（无须减少剂量）[2]	增加程度不明[2]
维拉帕米	竞争 P-糖蛋白（轻度抑制 CYP3A4）	增加 12%～180%，据说明书（若同时服用）[3]	无药代动力学数据[1]	增加 53%（缓释剂，无须减少剂量）[2]	无影响[1]
其他心血管病药物					
阿托伐他汀	竞争 P-糖蛋白并抑制 CYP3A4	无相关相互作用[1]	无相关数据[1]	无影响[1]	无影响[1]
替格瑞洛	竞争 P-糖蛋白	增肌 25%，据说明书（在达比加群 2 h 后给予负荷剂量）[1/c]	无药代动力学数据[1]	无相关数据[1]	无相关数据[1]
抗生素					
克拉霉素、红霉素	中度竞争 P-糖蛋白和强抑制 CYP3A4	增加 15%～20%[2]	增加 60% AUC，增加 30% C_{max}[2]	增加 90%，据说明书[3]	增加 34%（红霉素）/增加 54%（克拉霉素），据说明书[2]

（待续）

	途径	达比加群	阿哌沙班	艾多沙班	利伐沙班
利福平	P-糖蛋白/BCRP 和 CYP3A4/CYP2J2 诱导剂	减少 66%，据说明书[5]	减少 54%[5]	减少 35%，但补偿性增加了活性代谢物[6]	最多减少 50%，据说明书[5]
抗病毒药物					
HIV 蛋白酶抑制剂（如利托那韦）	竞争 P-糖蛋白和 BCRP 诱导剂，抑制 CYP3A4	无相关数据[4]	明显增加，据说明书[4]	无相关数据[4]	最多增加 153%[4]
抗真菌药物					
氟康唑	中度抑制 CYP3A4	无相关数据[1]	无相关数据[1]	无相关数据[1]	增加 42%（如果全身给药），据说明书[2]
伊曲康唑、酮康唑、伏立康唑	强效竞争 P-糖蛋白和 BCRP，抑制 CYP3A4	增加 140%～150%（美国：CrCl 为 30～50 ml/min，75 mg 每天 2 次）[4]	增加 100%，据说明书[4]	增加 87%～95%（减少 50% DOAC 剂量）[3]	最多增加 160%，据说明书[4]
泊沙康唑	轻中度抑制 P-糖蛋白	据说明书[3]	据说明书[4]	–[3]	据说明书[4]
其他					
萘普生	竞争 P-糖蛋白，药效学上增加出血时间	无相关数据[1]	增加 55%[2]	无影响[1]	无相关数据[1]
H2B、PPI、氢氧化铝/镁	胃肠吸收	减少 12%～30%[1]	无影响[1]	无影响[1]	无影响[1]

	途径	达比加群	阿哌沙班	艾多沙班	利伐沙班
圣约翰草 （金丝桃）	P-糖蛋白/ BCRP 和 CYP3A4/ CYP2J2 诱导剂	–[5]	–[5]	–[5]	–[5]

注:"–"表示无内容。[1]. 没有预期相关的药物相互作用；[2]. 如果存在 2 个或多个[2]因素，请考虑调整剂量或使用不同的 DOAC；[3]. 考虑调整剂量或使用不同的 DOAC；[4]. 禁忌/不推荐；[5]. 因 DOAC 血浆水平降低而禁忌；[6]. 艾多沙班的说明书提到尽管血浆水平降低，但不具有临床相关性，联合给药是可行的，但由于未进行前瞻性检验，故应谨慎使用此类联合，尽量避免使用。BCRP，乳腺癌耐药蛋白；H2B，H2 阻滞剂；PPI，质子泵抑制剂。[a]. 基于体外研究，比较 P-糖蛋白抑制的 IC50 与治疗剂量下的最大血浆水平，和（或）对临床 III 期研究中有效性与安全性终点的相互作用分析，无药代动力学相互作用数据；[b]. 根据公布的标准减少剂量；[c]. 来自 I 期研究的数据，来自 Re-DUAL PCI 研究的亚组（样本量很小）证据表明，达比加群和替格瑞洛的安全性

表 7-6 常用抗肿瘤药物对 DOAC 血浆浓度的预期影响

常用抗肿瘤药物	途径	达比加群	阿哌沙班	艾多沙班	利伐沙班
P-糖蛋白底物		是	是	是	是
CYP3A4 底物		否	是（约 25%）	否（<4%）	是（约 18%）
抗有丝分裂剂					
紫杉醇	中度诱导 CYP3A4，竞争 CYP3A4/P-糖蛋白	–[1]	–[7]	–[1]	–[7]
长春碱	强效诱导 P-糖蛋白，竞争 CYP3A4/P-糖蛋白	–[6]	–[6]	–[6]	-[6]
多烯紫杉醇 长春新碱	轻度诱导 CYP3A4，竞争 CYP3A4/P-糖蛋白	–[1]	–[2]	–[1]	–[2]
长春瑞滨	轻度诱导 CYP3A4，竞争 CYP3A4/P-糖蛋白	–[1]	–[2]	–[1]	–[2]
抗代谢药物					

（待续）

第 7 章 房颤患者抗凝治疗的合理用药 **121** ◀

（续表）

常用抗肿瘤药物	途径	达比加群	阿哌沙班	艾多沙班	利伐沙班
甲氨蝶呤	竞争 P– 糖蛋白，无预期的相互作用	–[1]	–[1]	–[1]	–[1]
培美曲塞、嘌呤类似物、嘧啶类似物	无预期的相互作用	–[1]	–[1]	–[1]	–[1]
拓扑异构酶抑制剂					
拓扑替康	无预期的相互作用	–[1]	–[1]	–[1]	–[1]
伊立替康	竞争 CYP3A4/P– 糖蛋白，无预期的相互作用	–[1]	–[1]	–[1]	–[1]
依托泊苷	轻度抑制 CYP3A4，竞争 CYP3A4/P– 糖蛋白	–[1]	–[2]	–[1]	–[2]
蒽环类 / 蒽醌类药物					
多柔比星	强效诱导 P– 糖蛋白，轻度抑制 CYP3A4，竞争 CYP3A4/P– 糖蛋白	–[6]	–[6]	–[6]	–[6]
伊达比星	轻度抑制 CYP3A4，竞争 P– 糖蛋白	–[1]	–[2]	–[1]	–[2]
柔红霉素	竞争 P– 糖蛋白，无预期的相互作用	–[1]	–[1]	–[1]	–[1]
米托蒽醌	无预期的相互作用	–[1]	–[1]	–[1]	–[1]
烷化剂					
异环磷酰胺	轻度抑制 CYP3A4，竞争 CYP3A4	–[1]	–[2]	–[1]	–[2]
环磷酰胺	轻度抑制 CYP3A4，竞争 CYP3A4	–[1]	–[2]	–[1]	–[2]
洛莫司汀	轻度抑制 CYP3A4	–[1]	–[2]	–[1]	–[2]
白消安	竞争 CYP3A4，无预期的相互作用	–[1]	–[1]	–[1]	–[1]

（待续）

122

常用抗肿瘤药物	途径	达比加群	阿哌沙班	艾多沙班	利伐沙班
苯达莫司汀	竞争P–糖蛋白，无预期的相互作用	–[1]	–[1]	–[1]	–[1]
苯丁酸氮芥、美法仑、卡莫司汀、甲基苄肼、达卡巴嗪、替莫唑胺	无预期的相互作用	–[1]	–[1]	–[1]	–[1]
铂类药物					
顺铂、卡铂、奥沙利铂	无预期的相互作用	–[1]	–[1]	–[1]	–[1]
嵌入剂					
博来霉素、放线菌素	无预期的相互作用	–[1]	–[1]	–[1]	–[1]
丝裂霉素C	无预期的相互作用	–[1]	–[1]	–[1]	–[1]
酪氨酸激酶抑制剂					
伊马替尼、克唑替尼	强效抑制P–糖蛋白，中度抑制CYP3A4，竞争CYP3A4/P–糖蛋白	–[5]	–[5]	–[5]	–[5]
尼洛替尼、拉帕替尼	中强度抑制P–糖蛋白，轻度抑制CYP3A4，竞争CYP3A4/P–糖蛋白	–[3]	–[3]	–[3]	–[3]
威罗菲尼	中度诱导CYP3A4，竞争CYP3A4/P–糖蛋白	–[1]	–[7]	–[1]	–[7]
达沙替尼	轻度抑制CYP3A4，竞争CYP3A4/P–糖蛋白	–[1]	–[2]	–[1]	–[2]
凡德他尼、舒尼替尼	强效诱导P–糖蛋白，竞争CYP3A4	–[6]	–[6]	–[6]	–[6]
厄洛替尼、吉非替尼	竞争CYP3A4，无预期的相互作用	–[1]	–[1]	–[1]	–[1]

（待续）

常用抗肿瘤药物	途径	达比加群	阿哌沙班	艾多沙班	利伐沙班
单克隆抗体					
布妥昔单抗	竞争 CYP3A4，无预期的相互作用	—[1]	—[1]	—[1]	—[1]
利妥昔单抗、阿仑单抗、西妥昔单抗、曲妥珠单抗、贝伐珠单抗	无预期的相互作用	—[1]	—[1]	—[1]	—[1]
与激素有关的制剂					
阿比特龙	中度抑制 CYP3A4，强效抑制 P-糖蛋白，竞争 CYP3A4/P-糖蛋白	—[5]	—[5]	—[5]	—[5]
恩杂鲁胺	强效诱导 CYP3A4/P-糖蛋白，竞争 CYP3A4/P-糖蛋白	—[5]	—[5]	—[5]	—[5]
比卡鲁胺	中度抑制 CYP3A4	—[1]	—[3]	—[1]	—[3]
他莫昔芬	强效抑制 P-糖蛋白，轻度抑制 CYP3A4，竞争 CYP3A4	—[3]	—[3]	—[1]	—[3]
阿那曲唑	轻度抑制 CYP3A4	—[1]	—[2]	—[1]	—[2]
氟他胺	竞争 CYP3A4，无预期的相互作用	—[1]	—[1]	—[1]	—[1]
来曲唑氟维司群	竞争 CYP3A4，无预期的相互作用	—[1]	—[1]	—[1]	—[1]
雷洛昔芬、亮丙瑞林、米托坦	无预期的相互作用	—[1]	—[1]	—[1]	—[1]
免疫调节剂					
环孢素	中强度抑制 P-糖蛋白，中度抑制 CYP3A4，竞争 CYP3A4/P-糖蛋白	据说明书[5]	据说明书[3]	增加 73%[4]	—[3]

（待续）

常用抗肿瘤药物	途径	达比加群	阿哌沙班	艾多沙班	利伐沙班
地塞米松	强效诱导 CYP3A4/P- 糖蛋白，竞争 CYP3A4/P-糖蛋白	–[6]	–[6]	–[6]	–[6]
他克司莫	中强度抑制 P- 糖蛋白，轻度抑制 CYP3A4，竞争 CYP3A4/P- 糖蛋白	据说明书[5]	–[4]	–[4]	–[4]
泼尼松	中度诱导 CYP3A4，竞争 CYP3A4/P- 糖蛋白	–[1]	–[7]	–[1]	–[7]
坦西莫司、西罗莫司	轻度抑制 CYP3A4，竞争 CYP3A4/P- 糖蛋白	–[1]	–[2]	–[1]	–[2]
依维莫司	竞争 CYP3A4，无预期的相互作用	–[1]	–[1]	–[1]	–[1]

注："–"表示无内容. 暂无临床或药代动力学数据，建议参考 DOAC 各自的药物说明书（如果可用）或专家意见。嘌呤类似物，有巯嘌呤、硫鸟嘌呤、喷司他丁、克拉屈滨、氯法拉滨、氟达拉滨。嘧啶类似物，有氟尿嘧啶、卡培他滨、阿糖胞苷、吉西他滨、阿扎胞定、地西他滨。[1]. 预计无相关的药物相互作用；[2]. 若使用多药治疗，或存在 ≥2 种出血风险因素，则需谨慎；[3]. 若存在 2 个或多个[3]因素，请考虑调整剂量或使用不同的 DOAC；[4]. 考虑调整剂量或使用不同的 DOAC；[5]. 禁忌 / 不推荐；[6]. 因 DOAC 血浆水平降低而禁用；[7]. 谨慎或避免使用。无论是专家意见还是 DOAC 说明书，都提到尽管血浆水平下降，但在这些情况下联合给药是可行的，不具有临床相关性（但由于未进行前瞻性测试，故应谨慎使用此类联合，尽可能避免使用）。在缺乏数据或药物说明书指导的情况下，专家意见基于 5 个原则，即强效 CYP3A4 和（或）P- 糖蛋白诱导剂——不应使用[6]；中度 CYP3A4（或）P- 糖蛋白诱导剂——谨慎或避免使用[7]；强效 CYP3A4 和（或）P- 糖蛋白抑制剂——不应使用[5]；中效 CYP3A4（或）P- 糖蛋白抑制剂——谨慎使用，考虑减量或换不同的 DOAC[4]；轻度 CYP3A4 和（或）P- 糖蛋白诱导剂或抑制剂——复方用药或存在 ≥2 种出血风险因素时需谨慎[3]

表 7-7　常用抗癫痫药物对 DOAC 血浆浓度的预期影响

常用抗癫痫药物	途径	达比加群	阿哌沙班	艾多沙班	利伐沙班
P- 糖蛋白底物		是	是	是	是
CYP3A4 底物		否	是（约 25%）	否（<4%）	是（约 18%）
药物					

（待续）

常用抗癫痫药物	途径	达比加群	阿哌沙班	艾多沙班	利伐沙班
卡马西平	强效诱导 CYP3A4/P- 糖蛋白，竞争 CYP3A4	据说明书[2]	减少 50%，据说明书[3]	减少 35%，据说明书[3]	据说明书[2]
乙琥胺	竞争 CYP3A4，无已知 / 假定的相互作用	-[1]	-[1]	-[1]	-[1]
加巴喷丁	无已知 / 假定的相互作用	-[1]	-[1]	-[1]	-[1]
拉莫三嗪	竞争 P- 糖蛋白，无已知 / 假定的相互作用	-[1]	-[1]	-[1]	-[1]
左乙拉西坦	诱导 P- 糖蛋白，竞争 P- 糖蛋白	-[2]	-[2]	-[2]	-[2]
奥卡西平	诱导 CYP3A4，竞争 P- 糖蛋白	-[1]	-[1]	-[1]	-[1]
苯巴比妥	强效诱导 CYP3A4/P- 糖蛋白，竞争 P- 糖蛋白	-[2]	据说明书[3]	据说明书[3]	据说明书[2]
苯妥英钠	强效诱导 CYP3A4/P- 糖蛋白，竞争 P- 糖蛋白	据说明书[2]	据说明书[3]	据说明书[3]	据说明书[2]
普瑞巴林	无已知 / 假定的相互作用	-[1]	-[1]	-[1]	-[1]
托吡酯	诱导 CYP3A4，竞争 CYP3A4	-[1]	-[3]	-[1]	-[3]
丙戊酸	诱导 CYP3A4/P- 糖蛋白	-[2]	-[2]	-[2]	-[2]
唑尼沙胺	诱导 CYP3A4，无已知 / 假定的相互作用	-[1]	-[1]	-[1]	-[1]

注："-"表示无内容。暂无临床或药代动力学数据，建议参考非维生素K拮抗口服抗凝药物（NOAC）各自的药物说明书（如果可用）或专家意见。[1]. 预计没有相关的药物相互作用；[2]. 因 NOAC 血浆水平降低而禁用；[3]. 谨慎或避免使用。无论是专家意见还是 NOAC 说明书，都提到尽管血浆水平下降，但在这些情况下联合给药是可行的，被认为不具有临床相关性，但由于未进行前瞻性测试，故应谨慎使用此类联合，尽可能避免使用

心房颤动患者卒中预防 100 问

83

达比加群为胶囊剂，患者能否将胶囊拆开后服用？利伐沙班为片剂，患者能否将利伐沙班碾磨后服用？

达比加群为胶囊剂，建议完整吞服。与其他完整吞服的胶囊剂比较，达比加群祛除了丙基甲基纤维素（HPMC）胶囊外壳，直接服用其中的颗粒时，口服生物利用度可能会出现最高达75%的增加。因此，在临床使用时，患者应始终注意保持达比加群胶囊的完整性，以避免其生物利用度增加和出血风险增加。依赖鼻饲的患者不建议选择达比加群。因此，医生应告知患者服用达比加群前不可打开胶囊而单独服用其中的颗粒。

利伐沙班为片剂。对于不能整片吞服的患者，可在服药前将10 mg、15 mg或20 mg的药片压碎，与苹果酱混合后立即口服。在服用压碎的利伐沙班15 mg或20 mg片剂后，患者应立即进食。

延伸阅读

利伐沙班片通过胃管给药时，当确定胃管在胃内的位置后，也可将10 mg、15 mg或20 mg的药片压碎，与50 ml水混合成混悬液，通过胃管给药。由于利伐沙班的吸收依赖药物释放的部位，应避免在胃远端给药（不建议选择鼻肠管）。因为在胃远端给药可能会使药物的吸收度下降，从而降低药物的暴露量。患者在服用压碎的利伐沙班片（15 mg 或 20 mg）后，应当立即通过肠内营养方式服用食物。

压碎的 10 mg、15 mg 或 20 mg 利伐沙班片在水或苹果酱中可稳定长达 4 h。体外相容性研究表明，利伐沙班没有从混悬液中吸附至聚氯乙烯（PVC）或硅胶鼻胃管内。

84 | 合并恶性肿瘤的房颤患者如何进行抗凝治疗？

肿瘤本身就是一种高凝状态，且肿瘤患者因为放化疗、激素治疗、应用抗血管生成药物、卧床、静脉置管等原因，也增加了发生静脉血栓的风险。有研究报道，除外肿瘤进展导致的死亡，肿瘤相关血栓是患者死亡的第二大原因。因此，对于合并肿瘤的房颤患者，如果使用口服抗凝药物治疗，理论上既能预防房颤患者发生血栓栓塞，又能兼顾预防肿瘤相关的血栓，是合理的。但肿瘤患者又常合并虚弱、贫血、手术、肝肾功能异常等情况，增加了抗凝治疗的出血风险。因此，肿瘤患者同时发生血栓栓塞和出血事件的风险均很高。针对肿瘤患者的房颤管理是具有挑战性的，医生需要根据患者的具体情况制订个体化治疗方案。

《2020 ESC/EACTS 房颤的诊断与管理指南》将合并癌症的房颤患者归于血栓栓塞的高风险人群，其面临高卒中风险和高死亡风险，口服抗凝药物可能有益，但对抗栓药物的选择没有具体推荐，需要平衡患者的卒中风险和严重出血风险判断（如肿瘤类型、部位、阶段、抗肿瘤治疗的效果等），由多学科团队共同决策。对于预期寿命短（＜6 个月）或高出血风险患者，如果合并颅内肿瘤或颅内转移，使用口服抗凝药物要谨慎。

对于临床评估为适合使用口服抗凝药物的患者，DOAC 可能优于华法林，原因：①放化疗导致的厌食、恶心、呕吐，以及低体重、低蛋白血症，难以维持稳定的 INR。②有研究显示，活动性肿瘤合并房颤的患者使用 DOAC 较华法林可减少血栓栓塞和出血风险，以及减少心肌梗死和死亡的联合终点。③《2019 美国临床肿瘤学会（American Society of Clinical Oncology, ASCO）肿瘤患者静脉血栓栓塞症的预防和治疗临床实践指南》推荐确诊静脉血栓栓塞症（VTE）的肿瘤患者预防复发的抗凝方案为 6 个月内选择低分子肝素、艾多沙班或利伐沙班进行治疗，优于华法林。

但是，选择 DOAC 还需要注意：① DOAC 与抗肿瘤药物仍可能具有一定的药物间相互作用，部分甚至不推荐联合使用。②基于对消化道出血风险的考虑，《2019 ESC/ERS 急性肺栓塞的诊断和管理指南》推荐，除外消化道肿瘤，患者可考虑艾多沙班、利伐沙班作为低分子肝素皮下注射的替代药物，可能对癌症患者的房颤管理有一定参考。

心房颤动患者卒中预防 100 问

85 房颤患者在消融术前 3 周准备期若使用 DOAC 规范抗凝，是否可以不做经食管超声心动图检查？

若医生予以患者 DOAC 规范抗凝 3 周，消融术前仍需行经食管超声心动图（TEE）检查，以排除左心房或左心耳血栓。目前，相关指南推荐对于接受房颤导管消融术的患者，术前的抗凝治疗策略应遵循其他复律方法（药物或电复律）的抗凝策略。

（1）对于房颤持续时间超过 48 h，无论 CHA_2DS_2-VASc 评分高低，消融术前应规范抗凝 3 周，并于术前 48 h 接受 TEE 检查。

（2）对于抗凝不足 3 周的患者，可术前行 TEE 检查，在排除左心房及左心耳血栓后行导管消融。

（3）对于房颤发作时间<48 h，CHA_2DS_2-VASc 评分>2 分（男性）或>3 分（女性）的患者，应在消融术前尽快启动抗凝治疗。

（4）对于 CHA_2DS_2-VASc 评分为 0 分（男性）或 1 分（女

性）的患者，经 TEE 检查排除左心房及左心耳血栓后行导管消融。

86 | 房颤患者射频消融术前是否停用口服抗凝药物？术后还要抗凝治疗多久？

房颤患者射频消融术前不需要停用口服抗凝药物，也不建议进行肝素或低分子肝素桥接治疗。近期，相关的国际共识和指南均建议进行导管消融的患者在围术期可以不间断口服抗凝药物治疗。对于接受华法林抗凝治疗的患者，建议目标 INR 控制在2.0~2.5。RE-CIRCUIT 研究和 VENTURE AF 研究均证实，术前不停用口服抗凝药物不会增加出血及栓塞风险。但在临床实践中，房颤患者在消融当天或术前 1 d 是否停用口服抗凝药物还需根据肾功能、CHA_2DS_2-VASc 评分及术者经验等因素决定。

所有患者在导管消融后进行抗凝治疗至少维持 2 个月。目前，还没有针对消融术后栓塞事件发生的大型随机对照研究，术后的抗凝策略仍参照非消融房颤患者的卒中风险评分（CHA_2DS_2-VASc 评分）。虽然有观察研究表明，在导管消融后的头几年房颤患者发生卒中的概率相对较低，但仍需要考虑房颤复发的长期风险和消融患者进行抗凝治疗的安全性。目前，缺乏临床证据证实导管射频消融能否降低房颤患者的栓塞风险。因此，在没有临床试验数据的情况下，医生仍需要根据 CHA$_2$DS$_2$-VASc 评分来确定房颤患者导管消融术后是否继续长期服用抗凝药物。

87 房颤患者接受心脏植入器械治疗（如心脏起搏器植入），围术期如何进行口服抗凝药物的调整?

心脏植入电子器械（CIED）治疗通常被认为是低出血风险的手术。有前瞻性随机对照研究表明，服用华法林抗凝治疗的患者在围术期不中断抗凝治疗，血栓栓塞率和出血率均较低。因此，对于接受 CIED 的患者，包括心脏起搏器及心脏复律除颤器，不需要停用华法林，也不建议接受肝素或低分子肝素桥接治疗。对于服用 DOAC 治疗的患者，手术前 1 d 早上继续服用和提前48 h 停药相比，发生出血及栓塞的概率相似。因此，目前仍推荐大多数植入心脏起搏器的患者在植入前 1 d 早上继续服用DOAC，手术后 1 d 重启抗凝治疗，但术中需要充分止血，术后3 d 密切观察囊袋及切口的出血情况，必要时加压包扎。

特殊情况下，医生应同时考虑患者的临床特征（如肾功能、年龄、出血史、伴随治疗），尤其是肾功能降低的患者，并根据肾功能的情况考虑提前停用或延后重启抗凝治疗。详情可参考问题 89。

88 | 使用 DOAC 的房颤患者若接受择期手术，围术期的出血风险分类是什么？

综合目前相关指南的建议，房颤患者择期手术的出血风险可分为微出血风险、低出血风险及高出血风险。微出血风险手术主要包括牙科干预手术、白内障或青光眼手术、无手术的内镜检查（活检或切除）、体表外科手术（如脓肿切口、皮肤表皮切除术等）。低出血风险手术主要包括内镜检查和活检、前列腺或膀胱活检、电生理检查和导管射频消融（除外复杂的左心房手术）、心脏起搏器或心脏复律除颤器植入等。高出血风险手术主要包括房颤导管射频消融及复杂的左心室起源心动过速消融、复杂的内镜检查（如息肉切除、内镜逆行胰胆管造影合并括约肌切开术等）、脊髓或硬膜外麻醉、腰椎穿刺诊断、胸腹部外科手术、骨科手术、肝活检、肾活检及体外冲击波碎石术等。其中，房颤导管射频消融既是高出血风险手术，同时又属于增加栓塞风险的操作。表 8-1 引自《2018 EHRA 房颤患者应用非维生素 K 拮抗口服抗凝药物实践指导》，汇总了常见的手术或操作的出血风险程度分类。

表 8-1　常见的手术或操作的出血风险程度分类

分类	手术或操作名称
微出血风险 手术	牙科干预手术（拔 1～3 颗牙齿、牙周手术、脓肿切开、种植牙）
	眼科手术（白内障或青光眼手术、无手术的内镜检查）
	体表外科手术（如脓肿切开、小面积皮肤切除等）
低出血风险 手术	内镜检查＋活检
	前列腺或膀胱穿刺活检
	室上性心动过速电生理检查
	心房颤动导管消融
	冠状动脉及非冠状动脉血管造影及介入治疗
	心脏起搏器或心脏复律除颤器植入（除非解剖结构复杂，如先天性心脏病）
高出血风险 手术	复杂的消融术（如室性心动过速消融）
	椎管或硬膜外麻醉
	诊断性腰椎穿刺
	胸外科手术
	腹部手术
	骨科手术
	肝活检
	经尿道前列腺电切术
	肾活检

心房颤动患者卒中预防 100 问

89

房颤患者接受口服抗凝药物治疗期间，若接受非心脏外科手术或侵入性操作，决定患者停药时间的关键因素有哪些？非心脏外科手术具体的术前停药时间是什么？

房颤患者长期口服抗凝药物的出血风险预判主要基于 HAS-BLED 评分及可纠正和潜在可纠正的出血风险因素。而急诊手术多为抢救性手术，其必要性已经超过了对行口服抗凝药物治疗患者出血并发症的顾虑，故通常无须纠结停药时间。

这里需要专门说明的是，进行口服抗凝药物治疗的房颤患者若接受择期手术，对于围术期的出血预判和术前停药时间的把握，目前认为主要取决于口服抗凝药物的类型和半衰期、手术／操作本身的出血风险（表 8-1）、患者的出血风险及其他临床信息，如近期（3 个月内）有无出血事件、血小板数量和功能异常、药物间相互作用、INR 升高及既往手术出血史等。如果患者使用 DOAC 治疗，停药时间还必须考虑肾功能对药物代谢的影响（表 8-2）。

关于何时停药：①对于口服华法林的患者，术前 5～7 d 复查 INR。若 INR 较高（>3.0），术前≥5 d 中断抗凝治疗，术前 24 h 应复查 INR。若 INR 在理想范围（2.0～3.0），术前 5 d 中断抗凝治疗，术前 24 h 应复查 INR。若 INR 较低，术前 3～4 d 中断抗凝治疗，术前 24 h 应复查 INR。②对于使用 DOAC 的患者，停药时间取决于 DOAC 的类型、肌酐清除率及手术的出血风险（表 8-2）。

表 8-2　不同肾功能水平及手术出血风险下 DOAC 的停药时间建议

无重要出血风险和（或）能够充分局部止血：在谷浓度时手术（即末次服药后 12 h 或 24 h）				
肌酐清除率（ml/min）	达比加群		利伐沙班/阿哌沙班/艾多沙班	
	低出血风险	高出血风险	低出血风险	高出血风险
≥80	≥24 h	≥48 h	≥24 h	≥48 h
50～79	≥36 h	≥72 h	≥24 h	≥48 h
30～49	≥48 h	≥96 h	≥24 h	≥48 h
15～29	无适应证	无适应证	≥36 h	≥48 h
<15	（中国）无适应证			
无须使用肝素或低分子肝素桥接				

注：对低、高出血风险手术的分类意见可参考表 8-1

90　房颤患者接受非心脏外科手术，术后重启抗凝的时间是什么？

无论房颤患者是采用华法林治疗还是 DOAC 治疗，在术后恢复口服抗凝药物之前，必须确保手术部位充分止血。通常情况下，房颤患者在术后 24 h 内可以重启维生素 K 拮抗剂治疗，如果有需要（根据术后的出血风险），可在术后 24～72 h 注射肝素或低分子肝素进行桥接治疗。

对于使用 DOAC 治疗的患者，术后抗凝治疗的恢复时间主要取决于手术/操作本身的出血风险和给药方式（每天1次或每天2次、早或晚服药）等因素。通常情况下，微出血风险手术或低出血风险手术于术后6h后，就可考虑恢复DOAC。对于高出血风险手术，需要延迟恢复DOAC的时间，建议在术后48～72h后恢复。图8-1引自《2018 EHRA房颤患者应用非维生素K拮

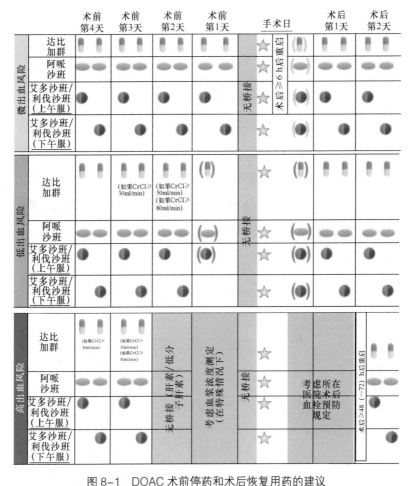

图8-1　DOAC术前停药和术后恢复用药的建议

注：利伐沙班用于房颤患者预防卒中时需要与食物同服，在术后需要特别注意

抗口服抗凝药物实践指导》，列出了围术期的抗凝治疗建议。

91 | 房颤患者接受消融治疗、器械治疗或非心脏外科手术，围术期要不要行低分子肝素桥接治疗？

　　长期行抗凝治疗的房颤患者若接受消融治疗、器械治疗或非心脏外科手术，一般不推荐进行低分子肝素桥接治疗，而建议不停用或短暂停用抗凝治疗。有研究发现，与不停用抗凝治疗或短暂停用抗凝治疗比较，低分子肝素桥接治疗不能降低缺血风险，且增加出血风险。少部分高血栓风险患者接受高出血风险手术时，需要个体化评估，选择肝素/低分子肝素桥接治疗可能是合理的。

第 9 章　房颤患者在口服抗凝药物期间的出血管理

92 "预防出血"比"出血管理"更重要，如何做好房颤患者的出血风险管理？

房颤患者的抗凝治疗是房颤治疗策略的重要环节。尽管抗凝治疗可以通过降低患者的血栓栓塞事件使其获益，但出血事件一旦出现，可能给患者带来灾难性的后果，故房颤患者的出血风险管理应该是有预见性的，"预防出血"比"出血管理"更加重要。在抗凝治疗开始前，医生应对房颤患者抗凝治疗的出血风险有充分的认识和评估。需要强调的是，大多数高出血风险患者不是抗凝治疗的禁忌，仍应建议启动抗凝治疗。

目前，已有的出血风险评分包括 HAS-BLED 评分、HEMO-RR$_2$HAGES 评分、ATRIA 评分、ARBIT 评分、ORBIT 评分、ABC 评分等。对于被评估为高出血风险的患者，医生应该纠正其可以纠正的出血高危因素，选择出血风险更低的抗凝方案和抗凝剂量，给予更严密的随访和监测。随访内容应包括用药依从性、有无临床出血表现、药物不良反应、合并用药情况、血常规、肝肾功能、凝血指标（华法林抗凝）及大便隐血等。房颤患者的出血风险是动态变化的，医生应该保持动态评估。

93 华法林治疗期间，房颤患者的常规随访内容有哪些?

华法林是一种维生素 K 拮抗剂，可以通过竞争抑制维生素 K，使凝血因子 Ⅱ、Ⅶ、Ⅸ 及 Ⅹ 的浓度降低，从而发挥抗凝作用。有研究发现，华法林的有效性和安全性取决于抗凝治疗的强度和稳定性。由于华法林的临床疗效易受药物、饮食及患者自身情况等多种因素影响，故对于服用华法林进行抗凝治疗患者，随访尤为重要。

最主要的随访指标是 INR。临床研究发现，INR 处于 2.0～3.0时，华法林可有效预防卒中事件，并不明显增加出血风险。在房颤患者应用华法林的过程中，医生应定期监测 INR 并据此调整华法林的使用剂量。门诊患者在剂量稳定之前，应 1 周监测 1次 INR；当 INR 稳定后，可每 4 周监测 1 次。华法林抗凝治疗的稳定性常用 INR 在治疗目标范围内的时间百分比［治疗窗内时间（TTR）］表示，一般情况下，应尽量使 TTR＞65%。INR 在治疗目标范国内的时间越长，华法林的疗效越明显，安全性也越好。

除此之外，对于服用华法林抗凝治疗患者的随访内容还应包括用药依从性、栓塞和出血情况、药物不良反应、合并用药情况、合并疾病情况、饮食调整情况及血常规、肝肾功能等指标。

94 DOAC 治疗期间，房颤患者需要定期或常规随访的内容有哪些？

DOAC 包括 Xa 因子抑制剂（利伐沙班、阿哌沙班及依度沙班）和直接凝血酶抑制剂（达比加群）。与维生素 K 拮抗剂相比，DOAC 具有起效快、半衰期短、药物间相互作用少及无须常规监测凝血指标等优势。但在应用 DOAC 期间，医生仍需对患者进行定期随访，特别是对于高龄、出血风险高的患者。

建议应用 DOAC 的患者在初始用药 1 个月时随访 1 次，此后至少每 3 个月随访 1 次。主要的随访内容：

（1）用药依从性。医生可指导患者携带 DOAC 随访单和用药单，记录并评估患者的总体用药依从性，并对患者进行服药相关的教育和指导。

（2）栓塞和出血情况。医生应对患者新发栓塞及出血事件的严重性进行评估，决定是否需要修改抗凝治疗方案，识别并纠正可以纠正的出血高危因素。此外，患者的栓塞及出血风险会随着时间推移而改变，医生需要在每次随访时重新评估。

（3）药物的不良反应。医生应仔细评估不良反应与 DOAC 之间的关系，进而决定是否继续用药、暂停用药、调整剂量或改变抗凝药物。

（4）药物间的相互作用。对于与 DOAC 有相互作用的药物，医生需要评估其使用情况、用药的必要性等。

（5）肝肾功能。对于年龄＞75 岁、体弱、肝肾功能异常、患有可影响肝肾功能疾病的患者，医生需要更频繁地评估其肝肾功能。

（6）评估最佳的用药方案。基于上述随访情况，医生应重新评估患者应用 DOAC 的最佳用药方案。

（7）基础疾病及合并疾病的管理。

95 | 通常所说的"TIMI 大出血""ISTH 大出血"分别指什么？

心肌梗死溶栓（thrombolysis in myocardial infarction，TIMI）大出血的标准是指颅内出血、显性出血伴血红蛋白水平下降≥50 g/L 或血细胞比容下降≥15%。

国际血栓和止血学会（International Society on Thrombosis and Haemostasis，ISTH）关于大出血的标准是指致死性出血、重要脏器或部位（如颅内、椎管内、眼内、腹膜后、关节内、心包或肌肉）的症状性出血、显性出血伴血红蛋白水平下降＞20 g/L

或需要输血＞2 U。

临床研究中常用的出血分类、定义见表9-1。

表9-1 常用的出血分类、定义

分类	严重程度	标准
TIMI	大出血	颅内出血、显性出血伴血红蛋白水平下降≥50 g/L 或血细胞比容下降≥15%
	小出血	自发严重血尿、呕血，显性出血伴血红蛋白水平下降≥30 g/L，但血细胞比容下降≤15%
GUSTO	大出血	严重或危及生命的出血，包括颅内出血、影响血流动力学稳定的出血
	中等程度出血	需要输血的出血
	小出血	不属于大出血，出血未导致血流动力学异常，不需要输血
ISTH	大出血	致死性出血、重要脏器或部位（如颅内、椎管内、眼内、腹膜后、关节内、心包或肌肉）症状性出血、显性出血伴血红蛋白水平下降＞20 g/L，或需要输血＞2 U

注：GUSTO，开通闭塞冠状动脉策略的全球性研究

96 | 如何评估出血程度？

临床上，出血严重程度的分类应当简单、便于理解，才能帮助医生快速识别并处理可能导致严重后果的出血。依据《2020 ACC 口服抗凝药物患者出血管理的决策路径专家共识》，满足以下1项则认为属于大出血：①关键部位出血；②血流动力学不稳定；③临床显著出血，伴血红蛋白降低≥20 g/L 或需要输血≥2 U。

需要重点说明的是，有些出血发生在关键部位，即使出血量不大，也可能造成严重后果，应警惕，且积极寻求出血的病因并进行治疗，若暂时无法祛除出血的致病因素，医生要再次评估患者是否适合长期进行口服抗凝药物治疗，必要时选择其他治疗方式，如左心耳封堵术。《2020 ACC 口服抗凝药物患者出血管理的决策路径专家共识》还做了相应的归纳，包括：①颅内出血，含脑实质、硬膜下、硬膜外及蛛网膜下腔出血；②其他中枢神经系统出血，含眼内出血、脊髓（内外）出血；③心包积血 / 压塞；④气道出血，包括后鼻道出血（警惕窒息）；⑤胸腔积血、腹腔内出血、腹膜后血肿；⑥肢体出血，指肌肉和关节内出血。

97 房颤患者使用 OAC 期间发生小出血（如鼻出血、月经量增加、牙龈出血等）该如何处理？是否预示这部分患者未来发生大出血的概率更高？

鼻出血、月经量增加、牙龈出血均可称为滋扰性出血。滋扰性出血在房颤患者进行抗凝治疗时常见，临床经验倾向于不需要长期中断口服抗凝药物治疗。ORBIT–AF 研究是一项基于美国多中心的前瞻性出院房颤患者登记研究，其中 1558 例患者在随访期间经历了至少 1 次滋扰性出血，这部分已发生滋扰性出血的患者终止抗凝的比例＜4%，故多数患者在真实世界中并未中断口服抗凝药物治疗；继续随访至 6 个月时，发现出血后继续口服抗凝药物组的大出血风险与普通组（无出血史）相似，无显著性差异。因此，就研究资料来看，滋扰性出血并不能预示未来发生大出血的风险。

根据《2018 EHRA 房颤患者应用非维生素 K 拮抗口服抗凝药物实践指导》建议，对于已发生滋扰性出血的房颤患者，通常可以通过延迟摄入或暂停 1 次 DOAC 来控制微出血，部分患者可能需要更积极的治疗，重点是治疗出血原因（如质子泵抑制剂治疗胃溃疡、抗生素治疗尿路感染等），鼻出血和牙龈出血可以使用局部抗纤维蛋白溶解剂治疗。综上所述，医生在判断滋扰性出血时，应该首先除外关键部位的出血；在接受口服抗凝药物治疗的患者中，绝大多数滋扰性出血的发生不需要改变抗凝策略。

98 房颤患者在口服抗凝药物治疗期间发生大出血或非大出血以后该如何处理？

现依据《2020 ACC 口服抗凝药物患者出血管理的决策路径专家共识》，将房颤患者口服抗凝药物期间的大出血和非大出血的处理原则总结为图 9-1。

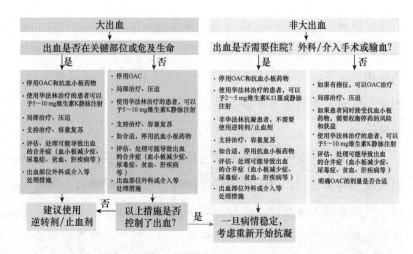

图 9-1　房颤患者口服抗凝药物期间发现的大出血和非大出血的处理原则
注：OAC, 口服抗凝药物

99 | 房颤患者在口服抗凝药物治疗期间发生消化道出血该如何处理？

　　房颤患者在口服抗凝药物治疗期间，一旦发生消化道出血，在按照消化内科和外科相应处理原则的基础上，特别要关注的是口服抗凝药物治疗策略的调整。根据国内外相关指南，应该从 6 个方面考虑。

　　（1）房颤患者发生出血后，医生应立刻了解其上次口服抗凝药物的时间和种类，同时给予质子泵抑制剂。

　　（2）由于 DOAC 的半衰期都很短，故停药时间越长，药物的作用越弱。房颤患者停药 12～24 h 后可基本恢复正常的凝血功能，若患者的肾功能降低，这一时间会相应延长。自末次用药后起 5 个半衰期后，抗凝效应就会完全消失。对于肝肾功能正常的患者，达比加群的半衰期为 12～17 h，在末次用药后 2.5～3.5 d 就已经过了 5 个半衰期；利伐沙班的半衰期为 5～9 h，在末次用药后 1～2 d 就已经过了 5 个半衰期；阿哌沙班的半衰期 为 8～15 h，在末次用药后 1.5～3.0 d 就已经过了 5 个半衰期；依度沙班的半衰期为 6～11 h，在末次用药后的 1.3～2.0 d 就已经过了 5 个半衰期。

（3）如果患者是轻度消化道出血，可以延迟或暂停 1 次用药，观察出血情况，确定是否继续服用。注意患者是否同时应用了具有相互作用的药物。

（4）如果患者发生非致命性大出血，应立即进行胃腔镜或外科止血，补充血容量，必要时补充红细胞、血小板或新鲜血浆，还可使用达比加群特异性逆转剂依达赛珠单抗（Idarucizumab）。患者存在以下情况应考虑输血：①收缩压＜90 mmHg 或较基础收缩压下降＞30 mmHg；②血红蛋白＜70 g/L；③血细胞比容＜25%；④心率＞120 次/分。

（5）若患者发生危及生命的大出血，除上述措施外，可考虑使用凝血酶原复合物、活化因子Ⅶa等药物。

（6）对于危及生命的出血或经一般处理仍不能控制的大出血，可考虑应用 DOAC 逆转剂。①达比加群特异性逆转剂依达赛珠单抗是一种无活性的凝血酶类似物，特异性结合达比加群的人源性抗体片段，已经完成Ⅲ期临床研究，并获得美国 FDA 及欧盟委员会批准上市。我国目前也备有此药。依达赛珠单抗与达比加群快速结合、解离慢，接近不可逆结合，与凝血酶的结合力是达比加群的 350 倍，可以与游离态及结合态的达比加群结合，静脉注射数分钟内就可达到峰值，继而被快速清除。REVERSE-AD 研究证实，其能在数分钟完全逆转达比加群的抗凝作用。② andexanet alfa 是凝血因子 X a 直接抑制剂的特异性逆转剂，是一种经过酶解无活性的重组 X a 因子蛋白，与 X a 抑制剂有高度亲和力，按照 1∶1 化学当量的比率结合，恢复内源性 X a 的活性，降低抗凝活性，目前已被欧美相关指南推荐。③ aripazine 是一种合成的小分子物质（D- 精氨酸化合物），可以广泛拮抗肝素、低分子肝素和 DOAC，其还可以通过非共价氢键和电子交换与抗凝药物结合。《2020 ESC/EACTS 房颤的诊断与管理指南》将 4 因子凝血酶复合浓缩物用于逆转利伐沙班、达比加群、阿哌沙班、艾多沙班等 DOAC 的抗凝作用，但与 andexanet alfa 一样，其目前在国内尚无法获取。

100 房颤患者在进行口服抗凝药物治疗期间发生大出血，出血停止后该如何重启抗凝治疗？

在活动性出血期间，房颤患者必须中断抗凝治疗，直至出血原因被明确且活动性出血被有效控制后，才考虑重新启动抗凝治疗。

出血后是否恢复抗凝治疗要因人、因病而异，医生需要重新评估患者发生缺血和出血的风险，并纠正可纠正的出血因素，最好能明确出血病因。重启抗凝治疗前，医生还要充分考虑患者的意愿。原则上，多数血栓栓塞高风险患者应该重启抗凝治疗，且重启抗凝治疗后需要进行更密切的随访和监测。对于没有可逆病因及诱因的危及生命的大出血，医生应将其视为抗凝治疗的绝对禁忌，建议患者使用其他措施预防卒中 / 栓塞。

［ 1 ］ Gerhard H, Tatjana P, Nikolaos D, et al. 2020 ESC guidelines for the diagnosis and management of atrial fibrillation developed in collaboration with the European Association for Cardio-Thoracic Surgery (EACTS) . Eur Heart J, 2020, 42 (5): 546-547.

［ 2 ］ 黄从新，张澍，黄德嘉，等. 心房颤动：目前的认识和治疗的建议（2018）. 中华心律失常学杂志，2018，22（4）：279-346.

［ 3 ］ Craig T January, L Samuel Wann, Joseph S Alpert, et al. American College of Cardiology/American Heart Association task force on practice guidelines. J Am Coll Cardiol, 2014, 64 (21): 1-76.

［ 4 ］ Jonathan P Piccini, Rod Passman, Mintu Turakhia. Atrial fibrillation burden, progression, and the risk of death: a case-crossover analysis in patients with cardiac implantable electronic devices. Europace, 2019, 21 (3): 404-413.

［ 5 ］ Chern-En Chiang. 2017 consensus of the Asia Pacific Heart Rhythm Society on stroke prevention in atrial fibrillation. Arrhythm, 2017, 33 (4): 345-367.

［ 6 ］ Daniel E Singer, Yuchiao Chang. A new risk scheme to predict ischemic stroke and other thromboembolism in atrial fibrillation: the ATRIA study stroke risk score. Am Heart Assoc, 2013, 2 (3): e000250.

［ 7 ］ Tze-Fan Chao, Chia-Jen Liu, Kang-Ling Wang, et al. Using the CHA2DS2-VASc score for refining stroke risk stratification in 'low-risk' Asian patients with atrial fibrillation. Am Coll Cardiol, 2014, 64: 1658-1665.

［ 8 ］ Masatsugu Hori, Stuart J Connolly, Jun Zhu, et al. Dabigatran versus warfarin: effects on ischemic and hemorrhagic strokes and bleeding in Asians and non-Asians with atrial fibrillation. Stroke, 2013, 44: 1891-1896.

［ 9 ］ Ka Sing Lawrence Wong, Dai Yi Hu. Rivaroxaban for stroke prevention in East Asian patients from the ROCKET AF trial. Stroke, 2014, 45: 1739-1747.

［ 10 ］ Takeshi Y, Yukihiro K, Yuejin Y, et al. Edoxaban vs. Warfarin in East Asian patients with atrial fibrillation - an ENGAGE AF-TIMI 48 subanalysis. Circ J, 2016, 80 (4): 860-869.

［ 11 ］ Shinya Goto, Jun Zhu, Lisheng Liu, et al. Efficacy and safety of apixaban compared with warfarin for stroke prevention in patients with atrial fibrillation from East Asia: a subanalysis of the Apixaban for Reduction in Stroke and Other Thromboembolic Events in Atrial Fibrillation (ARISTOTLE) trial. Am Heart J, 2014, 168: 303-309.

［ 12 ］ Jan Steffel, Peter Verhamme, Tatjana S Potpara, et al. The 2018 European Heart Rhythm

Association Practical Guide on the use of non-vitamin K antagonist oral anticoagulants in patients with atrial fibrillation. Eur Heart J, 2018, 39 (16): 1330-1393.

[13] Gregory YH Lip, Jean Philippe Collet, Raffaele de Caterina, et al. Antithrombotic therapy in atrial fibrillation associated with valvular heart disease. Europace, 2017, 19 (11): 1757-1758.

[14] Helio P Guimarães, Renato D Lopes, Pedro GM de Barros E Silva, et al. Rivaroxaban in patients with atrial fibrillation and a bioprosthetic mitral valve. Engl J Med, 2020, 383 (22): 2117-2126.

[15] Craig T January, L Samuel Wann, Hugh Calkins, et al. A report of the American College of Cardiology/American Heart Association task force on clinical practice guidelines and the heart rhythm society. J Am Coll Cardiol, 2019, 74 (1): 104-132.

[16] Marco V Perez, Kenneth W Mahaffey, Haley Hedlin, et al. Large-scale assessment of a smartwatch to identify atrial fibrillation. N Engl J Med, 2019, 381 (20): 1909-1917.

[17] Mina K Chung, Marwan Refaat, Win-Kuang Shen, et al. Atrial fibrillation: JACC council perspectives. J Am Coll Cardiol, 2020, 75 (14): 1689-1713.

[18] Paulus Kirchhof, Stefano Benussi, Dipak Kotecha, et al. 2016 ESC guidelines for the management of atrial fibrillation developed in collaboration with EACTS. Europace, 2016, 18 (11): 1609.

[19] Nassir F Marrouche, Johannes Brachmann, Dietrich Andresen. Catheter ablation for atrial fibrillation with heart failure. N Engl J Med, 2018, 378: 417-427.

[20] Douglas L Packer, Daniel B Mark, Richard A Robb, et al. Effect of catheter ablation vs antiarrhythmic drug therapy on mortality, stroke, bleeding, and cardiac arrest among patients with atrial fibrillation. JAMA, 2019, 321 (13): 1261-1274.

[21] Andreas Goette. Pathophysiological consequences of the EAST-AFNET4 trial: AF is not an innocent bystander. Cardiovasc Res, 2020, 116 (14): e200-e201.

[22] Christian T Ruff, Robert P Giugliano, Eugene Braunwald, et al. Comparison of the efficacy and safety of new oral anticoagulants with warfarin in patients with atrial fibrillation: a meta-analysis of randomised trials. Lancet, 2014, 383 (9921): 955-962.

[23] Gregory YH Lip, Sana M Al-Khatib, Francisco G Cosio, et al. Contemporary management of atrial fibrillation: what can clinical registries tell us about stroke prevention and current therapeutic approaches. J Am Heart Assoc, 2014, 3 (4): e001179.

[24] Gorst-Rasmussen A, Skjøth F, Larsen TB, et al. Dabigatran adherence in atrial fibrillation patients during the first year after diagnosis: a nationwide cohort study. J Thromb Haemost, 2015, 13 (4): 495-504.

[25] Ziad Hijazi, Johan Lindbäck, John H Alexander, et al. The ABC (age, biomarkers, clinical history) stroke risk score: a biomarker-based risk score for predicting stroke in atrial fibrillation. Eur Heart J, 2016, 37 (20): 1582-1590.

[26] Emer R McGrath, Moira K Kapral, Jiming Fang, et al. Association of atrial fibrillation with mortality and disability after ischemic stroke. Neurology, 2013, 81 (9): 825-832.

[27] Melina Gattellari, Chris Goumas, Robert Aitken, et al. Outcomes for patients with ischaemic stroke and atrial fibrillation: the PRISM study (a program of research informing stroke management). Cerebrovasc Dis, 2011, 32 (4): 370-382.

[28] Yannie Soo, Nathan Chan, Kam Tat Leung, et al. Age-specific trends of atrial fibrillation-related ischaemic stroke and transient ischaemic attack, anticoagulant use and risk factor profile in Chinese population: a 15-year study. J Neurol Neurosurg Psychiatry, 2017, 88 (9): 744-748.

[29] Shu-Ya Li, Xing-Quan Zhao, Chun-Xue Wang, et al. One-year clinical prediction in Chinese ischemic stroke patients using the CHADS2 and CHA2DS2-VASc scores: the China national stroke registry. CNS Neurosci Ther, 2012, 18 (12): 988-993.

[30] Derek T Hayden, Niamh Hannon, Elizabeth Callaly, et al. Rates and determinants of 5-year outcomes after atrial fibrillation-related stroke: a population study. Stroke, 2015, 46 (12): 3488-3493.

[31] Andrea Gažová, John J Leddy, Mária Rexová, et al. Predictive value of CHA2DS2-VASc scores regarding the risk of stroke and all-cause mortality in patients with atrial fibrillation (CONSORT compliant). Medicine (Baltimore), 2019, 98 (31): e16560.

[32] Michiel Coppens, John W Eikelboom, Robert G Hart, et al. The CHA2DS2-VASc score identifies those patients with atrial fibrillation and a CHADS2 score of 1 who are unlikely to benefit from oral anticoagulant therapy. Eur Heart J, 2013, 34 (3): 170-176.

[33] Meytal Avgil Tsadok, Cynthia A Jackevicius, Elham Rahme, et al. Sex differences in stroke risk among older patients with recently diagnosed atrial fibrillation. JAMA, 2012, 307 (18): 1952-1958.

[34] Robert G Hart, Lesly A Pearce, Maria I Aguilar, et al. Meta-analysis: antithrombotic therapy to prevent stroke in patients who have nonvalvular atrial fibrillation. Ann Intern Med, 2007, 146: 857-867.

[35] Jonas Bjerring Olesen, Christian Torp-Pedersen, Morten Lock Hansen, et al. The value of the CHA2DS2-VASc score for refining stroke risk stratification in patients with atrial fibrillation with a CHADS2 score 0-1: a nationwide cohort study. Thromb Haemost, 2012, 107: 1172-1179.

[36] Polychronis E Dilaveris, Harold L Kennedy. Silent atrial fibrillation: epidemiology, diagnosis, and clinical impact. Clin Cardiol, 2017, 40 (6): 413-418.

[37] Tze-Fan Chao, Chia-Jen Liu, Yenn-Jiang Lin, et al. Oral anticoagulation in very elderly patients with atrial fibrillation: a nationwide cohort study. Circulation, 2018, 138 (1): 122-123.

[38] Barnes GD, Ageno W, Ansell J, et al. Recommendation on the nomenclature for oral anticoagulants: communication from the SSC of the ISTH. J Thromb Haemost, 2015, 13 (6): 1154-1156.

[39] Jessica L Mega, Tabassome Simon. Pharmacology of antithrombotic drugs: an assessment of oral antiplatelet and anticoagulant treatments. Lancet, 2015, 386 (9990): 281-291.

［40］ Gallagher AM, Setakis E, Plumb JM, et al. Risks of stroke and mortality associated with suboptimal anticoagulation in atrial fibrillation patients. Thromb Haemost, 2011, 106 (5): 968-977.

［41］ Stavros Apostolakis, Renee M Sullivan, Brian Olshansky, et al. Factors affecting quality of anticoagulation control among patients with atrial fibrillation on warfarin: the SAMe-TT$_2$R$_2$ score. Chest, 2013, 144 (5): 1555-1563.

［42］ Writing Committee Members, Steve R Ommen, Seema Mital, et al. 2020 AHA/ACC guideline for the diagnosis and treatment of patients with hypertrophic cardiomyopathy: executive summary. Circulation, 2020, 142 (25): e533-e557.

［43］ Koudstaal PJ, Dehaene I, Dhooghe M, et al. Secondary prevention in non-rheumatic atrial fibrillation after transient ischaemic attack or minor stroke. Lancet, 1993, 342 (8882): 1255-1262.

［44］ Connolly S, Pogue J. Clopidogrel plus aspirin versus oral anticoagulation for atrial fibrillation in the Atrial fibrillation Clopidogrel Trial with Irbesartan for prevention of Vascular Events (ACTIVE W): a randomised controlled trial. Lancet, 2006, 367 (9526): 1903-1912.

［45］ A John Camm, Gregory YH Lip, Raffaele De Caterina, et al. 2012 focused update of the ESC guidelines for the management of atrial fibrillation. Eur Heart J, 2013, 34 (10): 790.

［46］ 中华医学会心血管病学分会，中华心血管病杂志编辑委员会. 中国左心耳封堵预防心房颤动卒中专家共识（2019）. 中华心血管病杂志，2019，47（12）：937-955.

［47］ Daniel E Salazar, Jeanne Mendell, Helen Kastrissios, et al. Modelling and simulation of edoxaban exposure and response relationships in patients with atrial fibrillation. Thromb Haemost, 2012, 107 (5): 925-936.

［48］ Jeffrey I Weitz, Stuart J Connolly, Indravadan Patel, et al. Randomised, parallel-group, multicentre, multinational phase 2 study comparing edoxaban, an oral factor Xa inhibitor, with warfarin for stroke prevention in patients with atrial fibrillation. Thoromb Haemost, 2010, 104 (3): 633-641.

［49］ Christian T Ruff, Robert P Giugliano, Eugene Braunwald, et al. Association between edoxaban dose, concentration, anti-Factor Xa activity, and outcomes: an analysis of data from the randomised, double-blind ENGAGE AF-TIMI 48 trial. Lancet, 2015, 385 (9984): 2288-2295.

［50］ Wolfgang Mueck, Lars C Borris, Ola E Dahl, et al. Population pharmacokinetics and pharmacodynamics of once- and twice-daily rivaroxaban for the prevention of venous thromboembolism in patients undergoing total hip replacement. Thromb Haemost, 2008, 100 (3): 453-461.

［51］ Nigel Mackman. Triggers, targets and treatments for thrombosis. Nature, 2008, 451: 914-918.

［52］ Tomoya Hara, Pham Tran Phuong, Daiju Fukuda, et al. Protease-activated receptor-2 plays a critical role in vascular inflammation and atherosclerosis in apolipoprotein E-deficient mice. Circulation, 2018, 138: 1706-1719.

［53］ Jessica L Mega, Eugene Braunwald, Stephen D Wiviott, et al. Rivaroxaban in patients with a recent acute coronary syndrome. N Engl J Med, 2012 Jan 5, 366 (1): 9-19.

[54] Wilbert S Aronow Warfarin. Aspirin, or both after myocardial infarction. N Engl J Med, 2003, 348 (3): 256-257.

[55] John W Eikelboom, Stuart J Connolly. Rivaroxaban with or without aspirin in stable cardiovascular disease. N Engl J Med, 2017, 377 (14): 1319-1330.

[56] 中华医学会心血管病学分会，中华心血管病杂志编辑委员会. 冠心病合并心房颤动患者抗栓管理中国专家共识. 中华心血管病杂志，2020，48（7）：552-564

[57] Vasim Farooq, David van Klaveren, Ewout W Steyerberg, et al. Anatomical and clinical characteristics to guide decision making between coronary artery bypass surgery and percutaneous coronary intervention for individual patients: development and validation of SYNTAX score II. Lancet, 2013, 381 (9867): 639-650.

[58] Harriette GC Van Spall, Lars Wallentin, Salim Yusuf, et al. Variation in warfarin dose adjustment practice is responsible for differences in the quality of anticoagulation control between centers and countries: an analysis of patients receiving warfarin in the randomized evaluation of long-term anticoagulation therapy (RE-LY) trial. Circulation, 2012, 126 (19): 2309.

[59] Gregory YH Lip, Jean-Phillippe Collet, Michael Haude, et al. 2018 joint European consensus document on the management of antithrombotic therapy in atrial fibrillation patients presenting with acute coronary syndrome and/or undergoing percutaneous cardiovascular interventions. Europace, 2019, 21 (2): 192-193.

[60] Dominick J Angiolillo, Shaun G Goodman, Deepak L Bhatt, et al. Antithrombotic therapy in patients with atrial fibrillation treated with oral anticoagulation undergoing percutaneous coronary intervention: a North American perspective-2018 update. Circulation, 2018, 138 (5): 527-536.

[61] Felicita Andreotti, Bianca Rocca, Steen Husted, et al. Antithrombotic therapy in the elderly: expert position paper of the European Society of Cardiology Working Group on Thrombosis. Eur Heart J, 2015, 36 (46): 3238-3249.

[62] C Michael Gibson, Roxana Mehran, Christoph Bode, et al. Prevention of bleeding in patients with atrial fibrillation undergoing PCI. N Engl J Med, 2016, 375 (25): 2423-2434.

[63] Christopher P Cannon, Deepak L Bhatt, Jonas Oldgren, et al. Dual antithrombotic therapy with dabigatran after PCI in atrial fibrillation. N Engl J Med, 2017, 377 (16): 1513-1524.

[64] Renato D Lopes, Gretchen Heizer, Ronald Aronson, et al. Antithrombotic therapy after acute coronary Syndrome or PCI in atrial fibrillation. N Engl J Med, 2019, 380 (16): 1509-1524.

[65] Pascal Vranckx, Marco Valgimigli, Lars Eckardt, et al. Edoxaban-based versus vitamin K antagonist-based antithrombotic regimen after successful coronary stenting in patients with atrial fibrillation (ENTRUST-AF PCI): a randomised, open-label, phase 3b trial. Lancet, 2019, 394 (10206): 1335-1343.

[66] Tatsuhiro Shibata, Shoji Kawakami, Teruo Noguchi, et al. Prevalence, clinical features, and

prognosis of acute myocardial infarction attributable to coronary artery embolism. Circulation, 2015; 132: 241-250

［67］李彦兵，李强，关晓楠，等. 冠状动脉栓塞致急性心肌梗死病例分析. 临床心血管病杂志，2016，32（11）：1171-1173.

［68］李彦兵，李强，关晓楠，等. 二尖瓣机械瓣膜置换术后合并心房颤动发生冠状动脉栓塞致心肌梗死 1 例. 中国介入心脏病学杂志，2016，24（5）：296-298.

［69］孙源君，Khalid Bin Waleed，夏云龙，等. 心房颤动与肺栓塞的关系及治疗. 中国循环杂志，2018，33（03）：307-309.

［70］Hans Aberg. A study of atrial thrombosis and systemic embolism in a necropsy material. Acta Med Scand, 1969, 185 (5): 373-379.

［71］Piotr Kukla, Wiliam F McIntyre, Goran Koracevic, et al. Relation of atrial fibrillation and right-sided cardiac thrombus to outcomes in patients with acute pulmonary embolism. Am J Cardiol, 2015, 115: 825-830.

［72］Hugh Calkins, Gerhard Hindricks, Riccardo Cappato, et al. 2017 HRS/EHRA/ECAS/APHRS/ SOLAECE expert consensus statement on catheter and surgical ablation of atrial fibrillation. Heart Rhythm, 2017, 14 (10): e275-e444.

［73］齐书英，王冬梅.《2019 AHA/ACC/HRS 心房颤动患者管理指南更新》关于血栓栓塞预防的解读. 中国循证心血管医学杂志，2019，11（6）：641-646.

［74］Jiachen Luo, Hongqiang Li, Xiaoming Qin, et al. Increased risk of ischemic stroke associated with new-onset atrial fibrillation complicating acute coronary syndrome: a systematic review and meta-analysis. Int J Cardiol, 2018, 265: 125-131.

［75］Muhammad T Khan, Asad Ikram, Omar Saeed, et al. Deep vein thrombosis in acute stroke - a systemic review of the literature. Cureus, 2017, 9 (12): e1982.

［76］中华医学会神经病学分会，中华医学会神经病学分会脑血管病学组. 中国急性缺血性脑卒中诊治指南 2018. 中华神经科杂志，2018，51（9）：666-682.

［77］国家卫生健康委员会脑卒中防治专家委员会房颤卒中防治专业委员会，中华医学会心电生理和起搏分会，中国医师协会心律学专业委员会. 中国心源性卒中防治指南（2019）. 中华心律失常学杂志，2019，23（6）：463-484.

［78］Laura C Gioia, Mahesh Kate, Leka Sivakumar, et al. Early rivaroxaban use after cardioembolic stroke may not result in hemorrhagic transformation: a prospective magnetic resonance imaging study. Stroke, 2016, 47 (7): 1917-1919.

［79］Micheli S, Agnelli G, Caso V, et al. Clinical benefit of early anticoagulation in cardioembolic stroke. Cerebrovasc Dis, 2008, 25: 289-296

［79］ZhengMing Chen, Peter Sandercock, HongChao Pan, et al. Indications for early aspirin use in acute ischemic stroke. Stroke, 2000, 31 (6): 1240-1249.

［80］Weisenburger-Lile Da, Blanc Rb, Kyheng Mc, et al. Direct admission versus secondary transfer for acute stroke patients treated with intravenous thrombolysis and thrombectomy: insights from the endovascular treatment in ischemic stroke registry. Stroke, 2007, 38 (12):

3205-3212.

[81] William J Powers, Alejandro A Rabinstein, Teri Ackerson, et al. Guidelines for the early management of patients with acute ischemic stroke: 2019 update to the 2018 guidelines for the early management of acute ischemic stroke. Stroke, 2019, 50 (12): e344-e418.

[82] 中国卒中学会科学声明专家组. 急性缺血性卒中静脉溶栓中国卒中学会科学声明. 中国卒中杂志, 2017, 12（3）: 267-284.

[83] Shima Shahjouei, Georgios Tsivgoulis, Nitin Goyal, et al. Safety of intravenous thrombolysis among patients taking direct oral anticoagulants: a systematic review and meta-analysis. Stroke, 2020, 51 (2): 533-541.

[84] Andreas Charidimou, Christopher Karayiannis, Tae-Jin Song, et al. Brain microbleeds, anticoagulation, and hemorrhage risk: meta-analysis in stroke patients with AF. Neurology, 2017, 89: 2317-2326.

[85] 倪俊, 崔丽英. 脑微出血与抗栓治疗. 协和医学杂志, 2018, 9（2）: 112-117.

[86] Rui Providência, Eloi Marijon, Serge Boveda, et al. Meta-analysis of the influence of chronic kidney disease on the risk of thromboembolism among patients with nonvalvular atrial fibrillation. Am J Cardiol, 2014, 114 (4): 646-653.

[87] Wheeler DS, Giugliano RP, Rangaswami J, et al. Anticoagulation-related nephropathy. J Thromb Haemost, 2016, 14: 461-467.

[88] Rick H van Gorp, Leon J Schurgers. New insights into the Pros and Cons of the clinical use of vitamin K antagonists (VKAs) versus direct oral anticoagulants (DOACs). Nutrients, 2015, 7: 9538–9557.

[89] Brecht AG Willems, Cees Vermeer, Chris PM Reutelingsperger, et al. The realm of vitamin K dependent proteins: shifting from coagulation toward calcification. Mol Nutr Food Res, 2014, 58: 1620-1635.

[90] Xiaoxi Yao, Navdeep Tangri, Bernard J Gersh, et al. Renal outcomes in anticoagulated patients with atrial fibrillation. J Am Coll Cardiol, 2017, 70: 2621-2632.

[91] Bridget M Kuehn. From the American College of Cardiology 67th annual scientific sessions. Circulation, 2018, 138 (2): 206-207.

[92] Austin Hu, Jingbo Niu, Wolfgang C Winkelmayer, et al. Oral anticoagulation in patients with end-stage kidney disease on dialysis and atrial fibrillation. Semin Nephrol, 2018, 38 (6): 618-628.

[93] Craig I Coleman, Reinhold Kreutz, Nitesh A Sood, et al. Rivaroxaban versus warfarin in patients with nonvalvular atrial fibrillation and severe kidney disease or undergoing hemodialysis. Am J Med Sep, 132 (9): 1078-1083.

[94] Gordon F Tomaselli, Kenneth W Mahaffey, Adam Cuker, et al. 2020 ACC expert consensus decision pathway on management of bleeding in patients on oral anticoagulants. J Am Coll Cardiol, 2020, 76 (5): 594-622.

[95] 詹世鹏, 唐敏, 刘芳, 等. 口服抗凝药在肝病患者中应用的研究进展. 中华肝脏病杂志,

[96] So-Ryoung Lee, Eue-Keun Choi, Kyung-Do Han, et al. Optimal rivaroxaban dose in Asian patients with atrial fibrillation and normal or mildly impaired renal function. Stroke, 2019, 50 (5): 1140-1148.

[97] Wen-Han Cheng, Tze-Fan Chao, Yenn-Jiang Lin, et al. Low-dose rivaroxaban and risks of adverse events in patients with atrial fibrillation. Stroke, 2019, 50 (9): 2574-2577.

[98] Dagmar Kubitza, Michael Becka, Barbara Voith, et al. Safety, pharmacodynamics, and pharmacokinetics of single doses of BAY 59-7939, an oral, direct factor Xa inhibitor. Clin Pharmacol Ther, 2005, 78 (4): 412-421.

[99] Dagmar Kubitza, Michael Becka, Georg Wensing, et al. Safety, pharmacodynamics, and pharmacokinetics of BAY 59-7939--an oral, direct Factor Xa inhibitor--after multiple dosing in healthy male subjects. Eur J Clin Pharmacol, 2005, 61 (12): 873-880.

[100] Dagmar Kubitza, Michael Becka, Michael Zuehlsdorf, et al. Body weight has limited influence on the safety, tolerability, pharmacokinetics, or pharmacodynamics of rivaroxaban (BAY 59-7939) in healthy subjects. J Clin Pharmacol, 2007, 47 (2): 218-226.

[101] Edelgard Lindhoff-Last, Jack Ansell, Theodore Spiro, et al. Laboratory testing of rivaroxaban in routine clinical practice: when, how, and which assays. Ann Med, 2013, 45 (5-6): 423-429.

[102] Adam Cuker, Holleh Husseinzadeh. Laboratory measurement of the anticoagulant activity of edoxaban: a systematic review. J Thromb Thrombolysis, 2015, 39 (3): 288-294.

[103] Jonathan Douxfils, Christian Chatelain, Bernard Chatelain, et al. Impact of apixaban on routine and specific coagulation assays: a practical laboratory guide. Thromb Haemost, 2013, 110 (2): 283-294.

[104] Koichiro Ogata, Jeanne Mendell-Harary, Masaya Tachibana, et al. Clinical safety, tolerability, pharmacokinetics, and pharmacodynamics of the novel factor Xa inhibitor edoxaban in healthy volunteers. J Clin Pharmacol, 2010, 50 (7): 743-753.

[105] Bethany T Samuelson, Adam Cuker, Deborah M Siegal, et al. Laboratory assessment of the anticoagulant activity of direct oral anticoagulants: a systematic review. Chest, 2017, 151: 127-138.

[106] Jeanine M Walenga, Margaret Prechel, Debra Hoppensteadt, et al. Apixaban as an alternate oral anticoagulant for the management of patients with heparin-induced thrombocytopenia. Clin Appl Thromb Hemost, 2013, 19 (5): 482-487.

[107] Jeanine M Walenga, Margaret Prechel, Walter P Jeske, et al. Rivaroxaban--an oral, direct Factor Xa inhibitor--has potential for the management of patients with heparin-induced thrombocytopenia. Br J Haematol, 2008, 143 (1): 92-99.

[108] Krystin Krauel, Christine Hackbarth, Birgitt Fürll, et al. Heparin-induced thrombocytopenia: in vitro studies on the interaction of dabigatran, rivaroxaban, and low-sulfated heparin, with platelet factor 4 and anti-PF4/heparin antibodies. Blood, 2012, 119 (5): 1248-1255.

[109] Lori-Ann Linkins, Antonio L Dans, Lisa K Moores, et al. Treatment and prevention of heparin-induced thrombocytopenia: antithrombotic therapy and prevention of thrombosis, 9th

ed: American College of Chest Physicians Evidence-based clinical practice guidelines. Chest, 2012, 141 (2 Suppl): e495S-e530S.

[110] Adam Cuker, Gowthami M Arepally, Beng H Chong, et al. American Society of Hematology 2018 guidelines for management of venous thromboembolism: heparin-induced thrombocytopenia. Blood Adv, 2018, 2 (22): 3360-3392.

[111] Joanne Joseph, David Rabbolini, Anoop K Enjeti, et al. Diagnosis and management of heparin-induced thrombocytopenia: a consensus statement from the Thrombosis and Haemostasis Society of Australia and New Zealand HIT Writing Group. Med J Aust, 2019, 210 (11): 509-516.

[112] 郑必龙, 刘俊. 华法林抗凝血作用及影响因素分析. 安徽医药, 2013, 17 (11): 1975-1977.

[113] 赵森, 徐保利, 邹明, 等. 华法林与药物之间相互作用的研究进展. 中南药学, 2019, 17 (10): 1741-1745.

[114] Alok A Khorana. Venous thromboembolism and prognosis in cancer. Thromb Res, 2010, 125 (6): 490-493.

[115] Agnes YY Lee, Mark N Levine, Ross I Baker, et al. Low-molecular-weight heparin versus a coumarin for the prevention of recurrent venous thromboembolism in patients with cancer. N Engl J Med, 2003, 349 (2): 146-153.

[116] Eva S Laube, Anthony Yu, Dipti Gupta, et al. Rivaroxaban for stroke prevention in patients with nonvalvular atrial fibrillation and active cancer. Am J Cardiol, 2017, 120 (2): 213-217.

[117] Chiara Melloni, Allison Dunning, Christopher B Granger, et al. Efficacy and safety of apixaban versus warfarin in patients with atrial fibrillation and a history of cancer: insights from the ARISTOTLE trial. Am J Med, 2017, 130 (12): 1440-1448.

[118] Stavros V Konstantinides, Guy Meyer. The 2019 ESC guidelines on the diagnosis and management of acute pulmonary embolism. Eur Heart J, 2019, 40 (42): 3453-3455.

[119] Nigel S Key, Alok A Khorana, Nicole M Kuderer, et al. Venous thromboembolism prophylaxis and treatment in patients with cancer: ASCO clinical practice guideline update. J Clin Oncol, 2020, 38 (5): 496-520.

[120] Luigi Di Biase, J David Burkhardt, Pasquale Santangeli, et al. Periprocedural stroke and bleeding complications in patients undergoing catheter ablation of atrial fibrillation with different anticoagulation management: results from the Role of Coumadin in Preventing Thromboembolism in Atrial Fibrillation (AF) Patients Undergoing Catheter Ablation (COMPARE) randomized trial. Circulation, 2014, 129 (25): 2638-2644.

[121] Hugh Calkins, Stephan Willems, Edward P Gerstenfeld, et al. Uninterrupted dabigatran versus warfarin for ablation in atrial fibrillation. N Engl J Med, 2017, 376 (17): 1627-1636.

[122] Riccardo Cappato, Francis E Marchlinski, Stefan H Hohnloser, et al. Uninterrupted rivaroxaban vs. uninterrupted vitamin K antagonists for catheter ablation in non-valvular atrial fibrillation. Eur Heart J, 2015, 36 (28): 1805-1811.

［123］ Ross J Hunter, James McCready, Ihab Diab, et al. Maintenance of sinus rhythm with an ablation strategy in patients with atrial fibrillation is associated with a lower risk of stroke and death. Heart, 2012, 98 (1): 48-53.

［124］ Hugh Calkins, Gerhard Hindricks, Riccardo Cappato, et al. 2017 HRS/EHRA/ECAS/ APHRS/SOLAECE expert consensus statement on catheter and surgical ablation of atrial fibrillation: executive summary. Europace, 2018, 20 (1): 157-208.

［125］ David H Birnie, Jeff S Healey. Pacemaker or defibrillator surgery without interruption of anticoagulation. N Engl J Med, 2013, 368 (22): 2084-2093.

［126］ Christian Sticherling, Francisco Marin, David Birnie, et al. Antithrombotic management in patients undergoing electrophysiological procedures: a European Heart Rhythm Association (EHRA) position document endorsed by the ESC Working Group Thrombosis, Heart Rhythm Society (HRS), and Asia Pacific Heart Rhythm Society (APHRS). Europace, 2015, 17 (8): 1197-1214.

［127］ Gregory YH Lip, Lars Frison, Jonathan L Halperin, et al. Comparative validation of a novel risk score for predicting bleeding risk in anticoagulated patients with atrial fibrillation: the HAS-BLED (hypertension, abnormal renal/liver function, stroke, bleeding history or predisposition, labile INR, elderly, drugs/alcohol concomitantly) score. J Am Coll Cardiol, 2011, 57 (2): 173-180.

［128］ 中华医学会心血管病学分会, 中国老年学学会心脑血管病专业委员会. 华法林抗凝治疗的中国专家共识. 中华内科杂志, 2013, 52（1）: 76-82.

［129］ Philippe Gabriel Steg, Kurt Huber, Felicita Andreotti, et al. Bleeding in acute coronary syndromes and percutaneous coronary interventions: position paper by the Working Group on Thrombosis of the European Society of Cardiology. Eur Heart J, 2011, 32 (15): 1854-1864.

［130］ Emily C O'Brien, DaJuanicia N Holmes, Laine Thomas, et al. Therapeutic strategies following major, clinically relevant nonmajor, and nuisance bleeding in atrial fibrillation: findings From ORBIT-AF. J Am Heart Assoc, 2018, 7 (12): e006391.

［131］ 国家卫生计生委脑卒中防治工程委员会,《中国心房颤动患者卒中防治指导规范》专家委员会. 中国心房颤动患者卒中预防规范（2017）. 中华心律失常学杂志, 2018, 22（1）: 17-30.